JN106314

超実践！
自律進化組織をつくる 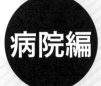病院編

三好 章樹 著

経営書院

はじめに

　今、医療業界は、これまでにない激変の時代に突入しているといえるでしょう。

　ところが昨今、多くの医療現場で「職員が疲弊している」「離職が後を絶たず、困っている」という声をしばしば聞きます。たしかに、医療従事者の方々から「苦労が報われている」「この仕事に就いて本当に幸せだ」という言葉をなかなか聞くことができていないように感じます。

　そのため、経営者・管理職の中には、さまざまな改革をしてゆきたいと思うものの、「それが現場職員にさらに負担を強いることになりはしないか」と懸念する向きもあります。

　その結果、「改革をするべきか、職員を大事にするべきか、どちらをとるべきか」と、悩んでいる経営者・管理職も見受けられます。

　しかし、そもそも、より良くしようとすることは、より一層クライアントの喜びの笑顔や感謝の言葉にふれ「ここで働いていて良かった」「もっと力になりたい」という、大きなエネルギーチャージとなるものであるはずです。もし、エネルギーチャージになっていないならば、その取り組みはねらいがずれているということなのではないでしょうか。

　俯瞰してみれば、改革すれば職員が幸せになり、職員を元気にすれば生産性が上がる、というように、改革によって事業を向上することと、職員を元気にすることは、互いに大きく貢献し合う「相乗関係」にあるのです。そして、「職員を元気にするためにこそ、改革する必要がある」とわかれば、俄然、可能性が広がり、明るい希望が感じられるのではないでしょうか。

二律背反か相乗関係か

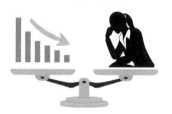

固定観念

「改革したい」「負担をかけたくない」
どちらをとるか？

経営者・管理職が責任を負うと…
二律背反

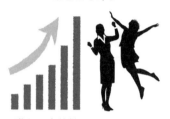

現 実

改革もできる、現場も元気になる
どちらも叶う

職員の自律性を引き出すと…
必然的に両立

　本書は、「みずから変わることでこそ、心が明るく元気になる」「みずから変わることにこそ、やりがいと誇りがある」ということに気づき、職員を活性化することを通じて組織の生産性を上げる、より多くの経営者・管理職の取り組みの一助となるものと考えています。

　わが国の多くの医療現場において、職員の方々の心が明るく楽しくなり、組織の生産性が大きく向上することを願っています。

三好章樹

目　次

はじめに ……………………………………………………………… i

第1部　待ったなし！　激変の時代を乗り切る
新・組織マネジメント …………………………… 1

第1章　激変の時代に突入した医療福祉業界 ……………… 2
次から次へと押し寄せる激変の荒波 ……………………… 2
相次ぐ大量離職 ……………………………………………… 5
みんな頑張っているのに潰れる時代 ……………………… 5

第2章　世の中全体がVUCAの時代への対応を迫られている ……… 7
ワーク・ライフ・バランスの効果はあったのか ………… 7
残業を大幅削減、有給休暇を取得促進。それでも止まらない離職 ……………………………………………… 8
噛み合っていなかった離職理由と離職防止策 ………… 8
いまだに減少傾向にならないメンタル不調を原因とした労災 ……………………………………………………… 9
常識を切り替えられる柔軟性が生き残るカギ ………… 10

第3章　何かが違っていた組織マネジメント ……………… 12
いろいろやってきたけれど（フィッシュ哲学、サンクスカード、3分間スピーチ……） ……………………… 12
コンサルタントも使ったけれど（職員満足度調査、覆面調査……） ………………………………………… 14
制度設計でも職員の目が輝かない（人事評価、目標管理、キャリア・ラダー……） …………………………… 15
職員がいきいきしないのはなぜか？ …………………… 15

第4章　経営陣が全責任を抱えて苦しんでいては、
組織は生き残れない …………………………… 17

第2部　自律進化組織しか生き残れない ⋯⋯⋯⋯⋯⋯⋯⋯ 19

第1章　「人がいきいきするとはどういう状況か？」から逆算する
⋯⋯⋯⋯⋯⋯⋯⋯⋯⋯⋯⋯⋯⋯⋯⋯⋯⋯⋯⋯⋯⋯⋯⋯ 20

第2章　人間がいきいきするための本質「価値観を解放している
か、していないか」⋯⋯⋯⋯⋯⋯⋯⋯⋯⋯⋯⋯⋯⋯⋯ 22

第3章　指示命令をしなくても、現場がみずから気づき考え行動
する自律進化組織をつくれ ⋯⋯⋯⋯⋯⋯⋯⋯⋯⋯ 25

第4章　自律進化組織のメリット ⋯⋯⋯⋯⋯⋯⋯⋯⋯⋯⋯⋯⋯ 26

　　　　1日5分のミーティング「HIT-Bit」⋯⋯⋯⋯⋯⋯⋯⋯ 27

　　　　業務改善や患者サービスが向上する ⋯⋯⋯⋯⋯⋯⋯ 27

　　　　医療安全向上が現場から起こる ⋯⋯⋯⋯⋯⋯⋯⋯⋯ 28

　　　　患者や職員が涙を流す感動が生まれる ⋯⋯⋯⋯⋯⋯ 29

　　　　お金では買えない体験がある職場では、離職が起こら
ない ⋯⋯⋯⋯⋯⋯⋯⋯⋯⋯⋯⋯⋯⋯⋯⋯⋯⋯⋯⋯⋯ 30

　　　　有能な管理職がいなくても、チームの生産性が上がる ⋯⋯ 31

　　　　「変わるのが当たり前」の組織になる ⋯⋯⋯⋯⋯⋯⋯ 32

　　　　人間関係のトラブルが激減 ⋯⋯⋯⋯⋯⋯⋯⋯⋯⋯⋯ 33

第5章　組織づくりの本質は「組織カルチャーづくり」⋯⋯⋯⋯ 34

　　　　組織レイアウトづくりと組織カルチャーづくりの違い ⋯⋯ 34

　　　　教育研修では、組織カルチャーづくりはできない ⋯⋯⋯ 35

第6章　間違いだらけのコンサルタント選び ⋯⋯⋯⋯⋯⋯⋯ 36

　　　　全体研修の間違い ⋯⋯⋯⋯⋯⋯⋯⋯⋯⋯⋯⋯⋯⋯⋯ 37

　　　　性格分析研修の間違い ⋯⋯⋯⋯⋯⋯⋯⋯⋯⋯⋯⋯⋯ 38

　　　　仮想体験ゲームの限界 ⋯⋯⋯⋯⋯⋯⋯⋯⋯⋯⋯⋯⋯ 39

　　　　目標管理制度が導入段階から形骸化するケース ⋯⋯⋯ 40

　　　　1on1ミーティングの限界 ⋯⋯⋯⋯⋯⋯⋯⋯⋯⋯⋯ 41

　　　　効果測定しないコンサルタント ⋯⋯⋯⋯⋯⋯⋯⋯⋯ 42

　　　　アンケートで見抜く不良コンサルタント ⋯⋯⋯⋯⋯⋯ 44

理念づくりコンサルティングの間違い ……………………… 46

本質を見抜いた取り組みこそが重要 ……………………… 47

第7章　正しいマネジメントは正しい人間観から ……………… 49

「怒り」とは自分と他人は違うことを忘れた結果であ
る ……………………………………………………………… 50

人の心はわかりにくいが、よくわかる …………………… 51

「心に寄り添う」と「同化」の違い ……………………… 53

自分も周囲も苦しめる自分の中の「こうあるべき」……… 54

成長欲求、貢献欲求、仕事のモチベーションは幻想で
ある ………………………………………………………… 55

相手に元気を与える「褒める」と、元気を奪う「褒め
る」 ………………………………………………………… 57

第3部　自律進化組織をつくる方程式 ………………………… 61

第1章　自律進化組織の現場ではこんなことが起きている
　　　　…………………………………………………………… 62

　　　［ケース１］　面識のなかった病院とクリニックが協力
　　　　　　　　　した「最期の食事」……………………… 63

　　　［ケース２］　新入職員のアイディアで始まった勉強会
　　　　　　　　　……………………………………………… 65

　　　［ケース３］　手作りのアルバムで見送る退院の朝 ……… 67

　　　［ケース４］　「辞めたい」がピタリと止まり職員の紹
　　　　　　　　　介から入職へ ……………………………… 69

　　　［ケース５］　「忙しいからできない」から「なんとか
　　　　　　　　　できないか」へ …………………………… 70

　　　［ケース６］　帰宅後、夜中でも同僚と情報交換したい
　　　　　　　　　職場 ………………………………………… 73

［ケース7］ リハビリテーションを頑張る姿を色紙で
労う ································ 75

［ケース8］ 次々に生まれる新しい患者サービスのア
イディア ·························· 78

第2章 自律進化組織が実現するための3つの前提条件 ·············· 80

職員の価値観を解放するOUT-Put型マネジメント
〜IN-Put型（教育・指導・管理）からの決別〜 ········· 80

日常の中で習慣化する持続的コミュニケーション
〜一過性施策（研修・合宿・イベント）からの決別〜

································ 82

組織体質を客観的事実で定量評価
〜主観と精神論によるマネジメントからの決別〜 ······· 83

第4部　7カ月で自律進化組織をつくる「HIT-Bit」 ······· 85

第1章　1日5分のコミュニケーションモデル「HIT-Bit」 ··········· 87

HIT-Bitの概略 ································ 88

HIT-Bitの機能① コミュニケーションを習慣化する
機能 ································ 89

HIT-Bitの機能② 自己開示を習慣化する機能 ············· 90

HIT-Bitの機能③ 承認を習慣化する機能 ················ 91

HIT-Bitの機能④ 自己発掘を習慣化する機能 ············· 92

HIT-Bitの機能⑤ 導入（事前準備）〜実装〜永続化
（人事評価連動） ·················· 93

▶導入段階（事前準備） ················ 93

▶実装段階 ···························· 94

▶永続化段階（人事評価連動） ··········· 95

第2章　HIT-Bitの導入（事前段階） ·························· 97

事前準備を誤ると二度と導入できない ··························· 97

経営トップの揺るがない信念を言語化する ……………… 98

［ケース1］「誰をコアメンバーに入れるか？」の間違
い …………………………………………… 99

［ケース2］「1日5分のミーティングを」に現場から
の猛反発で導入を断念 ……………………… 100

［ケース3］管理職一人ひとりの気持ちを尊重しなけ
れば自律にならない ………………………… 101

［ケース4］HIT-Bitを先行した部署が病院全体をリー
ド ……………………………………………… 102

自律進化度診断シート「1カ月でいくつの進化があっ
たか？」…………………………………………… 103

第3章　HIT-Bitの実装 …………………………………… 107

自由参加なのに、みんなが参加する ……………………… 107

いつも非協力的なベテラン職員も参加する …………… 108

［ケース1］管理職の不安 ………………………………… 109

　▶部下が参加しなかったら？ ………………………… 109

　▶部下が発言しなかったら？ ………………………… 110

　▶「辞めたい」という発言が出てきたら？ ………… 111

　▶自分が応えられない要望が出てきたら？ ………… 112

　▶「言っても何も変わらない」と言われたら？ ……… 113

［ケース2］開始1カ月「会話が増えた」「表情が明る
くなった」…………………………………… 114

［ケース3］「5分で終わらないけれど、どうしたらよ
いのか？」…………………………………… 116

［ケース4］「言ったらやられる」という声 …………… 116

「風通しの良さ」と「自律進化度」を定量評価する
KPI ………………………………………………… 118

意欲・姿勢・努力を定量評価するHIT-Bitノート ……… 124

HIT-Bitアプリで組織カルチャーを可視化 ……………… 126

［ケース５］ ５年間、必要な業務以外はしなかった職
員が提案を上げてきた ………………………… 132

［ケース６］ 職員間でファインプレーを表彰し合う ……… 133

これで自律進化度を測れる！ 自律進化の質マトリッ
クス ……………………………………………… 135

［ケース７］ クラウド上の HIT-Bit ノートで、瞬時に
情報共有 ……………………………………… 137

［ケース８］ 多忙を極める ER こそ HIT-Bit が生かさ
れる ……………………………………………… 139

［ケース９］ 管理職の最大の武器になる「HIT-Bit
ノート」……………………………………… 141

第４章　HIT-Bit の永続化 ………………………………… 144

精密な人事評価表が不要になる自律型人事評価 ………… 145

人事評価を上司任せにしないのが自律進化組織 ………… 148

「結果だけで判断される」組織は、職員から愛されな
い ……………………………………………………… 149

［ケース１］ 経営理念がどれくらい現場で実践されて
いるか？を定量評価 …………………………… 151

［ケース２］ HIT-Bit は加点方式「問題職員をどうに
かしなくてもよい」………………………… 152

［ケース３］ 上司の主観を徹底排除し、事実だけに基
づく純客観的人事評価 ……………………… 155

［ケース４］ 驚くほど部下が納得する人事評価フィー
ドバック ……………………………………… 158

自律進化が永遠に起こり続ける組織体質の完成 ………… 159

第5部　自律進化組織づくりのゴール …………………………… 163

　第1章　経営とは「職員からの OUT-Put を引き出し切れるか？」
　　　　　の挑戦 …………………………………………………… 165
　　　　　自律進化組織を実現するうえで、最も重要なこと ……… 165
　第2章　「関係性づくり」こそが、組織開発の本質 ……………… 166
　第3章　依存と他責発想なき「自治組織」………………………… 168
　第4章　職員の幸せ「この職場にはお金では買えない体験がある」
　　　　　 ……………………………………………………………… 170
　第5章　職員がいきいきとしている時以上に生産性が高い状態は
　　　　　ない ………………………………………………………… 172

あとがき …………………………………………………………………… 175

第1部

待ったなし！
激変の時代を乗り切る
新・組織マネジメント

激変の時代に突入した医療福祉業界

● 次から次へと押し寄せる激変の荒波

　いま、わが国の医療福祉業界はこれまでにない激変の時代に突入していることは、みなさんもご存知でしょう。そもそも、世界的にも例を見ない少子高齢化に加えて、急激な人口減少が進むことで、今のわが国は、構造的な不況の長いトンネルに突入したところです。平成の失われた30年はその序章に過ぎなかったのです。そのため、医療行政は、国民医療費を節減する姿勢を一貫して堅持しています。

　そうした中にあって、多くの医療機関が、これまでになく将来の経営に希望を見出しにくくなっているのは当然です。この状況に、「果たして突破口はあるのか？」と、頭を痛めている経営者・管理職も少なくないように感じます。

　実は、起死回生の逆転策があります。それは、ほとんどの人が手をつけていない経営資源であり、それこそこのピンチを打開する最強の最終兵器といえるものです。

　「いったい、そんな経営資源は、医療現場のどこに眠っているのか？」と思う人も多いでしょう。

　はたして、この難局を乗り越える最終兵器とは、いったいどのような経営資源なのか？　それは、「ひと」です。

　これまで永い間、わが国では人を「業務をこなす存在」として扱ってきました。そのため、大多数の人材は与えられた役割を大きく超えることがありませんでした。内心、さまざまな問題に気づいたり、思いがけない改善策を持っていたりしても、それを口にすることはなく、与えられた業務に専念してきた傾向があります。経営にかかわる重要なことほ

ど、上層部の専権事項であり、「職員は口出しをするべきではない」といった不文律があったからです。

このような社会文化によって、これまで、どれほど、職員一人ひとりが持つ眠れる知見や問題提起、改善提案が黙殺されてきたことでしょうか？

たとえば、「院長、ちょっとよろしいですか。うちの病院なら、こんな取り組みをして業界をリードすることも可能だと思います。こういうことにチャレンジしてこそ、うちの病院らしいと思うんです。ぜひ、みんなでやらせていただけませんか？」。あるいは、「事務長、気になるとおっしゃっていたあの問題、わたしも自分の人脈で調査したところ、すでに取り組んでいる病院に勤める仲間が、サポートしてくれることになりました。よろしければ、人数を確保してチームをつくり、みんなで改善してゆきたいと思います。よろしいでしょうか？」。または、「看護部長、最近現場のムードが良くないと聞いたので、職員たちと食事や面談をしてヒアリングしました。みんなも問題意識は持ってくれています。そこで、今度進めるあの施策、みんなで協力して取り組めるように、公募制で立ち上げるとよいと思うのです。わたしも関与していいですか？」といった意見はこれまであったでしょうか？

もし、現場の職員からこのような発言や行動が上がってきたら、どんなに頼もしいでしょうか？　これ以上に組織の生産性が高い状態はないでしょう。

そしてなにより、このようなことを持ちかけてきてくれる経営資源は「ひと」をおいてほかにはありません。経営者や管理職が想定していなかった危難に気づいてくれたり、思いもつかなかった打開策を持ってきてくれたりといったことができるのは、「ひと」だけです。

この経営資源の計り知れないポテンシャルを生かしてこそ、最良のマネジメントといえるのではないでしょうか？

このように聞いても、現に目の前にいる自分の部下たちが、経営者・管理職さえも驚くような問題提起や改善提案をしてくれるとは、にわか

に想像できないかもしれません。

　しかし、心配いりません。そうさせてきたのは、わが国の社会文化や組織文化であって、働く人たちが自分なりの気づきや考えがないわけではないのです。これまで、意見を求められてこなかったために、課題を発見したり改善する方法を考えない状態に慣れてしまってきただけです。その証拠に、自律進化組織研究所がかかわっている医療機関においては、１日５分のミーティング「HIT-Bit」を導入して職員の意見を引き出すことに徹することで、まもなくさまざまな問題提起や改善提案が上がってきます。

　昭和以来のトップダウン型の文化が、こうしたポテンシャルに蓋をしてきただけなので、蓋を開けるだけでさまざまな意見が泉のように湧き出してくるのです。

　「組織を変えるには、優秀なリーダーが必要なのではないか」という心配も無用です。難しい理論や高度な技術も、高価なシステムも複雑な制度も必要ありません。なぜなら、ただひたすら、気になること、興味のあることなど、職員の胸の内にあるものを OUT-Put させることに徹するだけでよいからです。

　ただし、ボトムアップ型の文化へと、カルチャーを180度転換することになるので、一人ひとりの価値観を尊重して、少しだけ丁寧に進めてくことになります。

　そのための、最短最速かつ最楽の方法「HIT-Bit」について、これまでの取り組みにおける成功事例・失敗事例を挙げながら、詳しく紹介していきます。ぜひ、嬉しい驚きが日々起こる組織を実現されることを願っています。

　いま、昨今の激変についていけずに硬直した病院と、職員全員が一体となりいきいきと荒波を乗り切ってしまう病院とに、すでに二極化しつつあるように見受けられます。一日も早く希望の持てる医療現場を実現されることを願っています。

相次ぐ大量離職

　報道によれば、近年多くの病院で、医師や看護師の大量離職が起きています。主なものを挙げただけでも、下記表のようになっています。

- ・2019年3月までに、自治体病院（東京都）にて、「医師14人が離職」
- ・2020年7月、私立医科大学病院（東京都）にて、「看護師400人退職」
- ・2021年3月、私立医科大学病院（東京都）にて、「年度末までに100人超の医師が一斉退職」
- ・2022年3月末までに、自治体病院（滋賀県）にて、「合計20人の医師が退職」
- ・2022年8月、民間専門病院（群馬県）にて、「全専門医が退職し、専門診療科の診療はほぼ終了」
- ・2023年4月までの1年間で、国立病院機構病院（東京都）にて、「看護師の約16％にあたる100人の看護師が退職・休職しており、さらに残りの半数が退職希望の意思表示」
- ・2023年3月までに、自治体病院（鹿児島県）にて、「看護師70名が離職し、稼働病床を7割に」

　この状況を見て、「うちの病院は大丈夫だ」と、言い切れる病院は極めて少ないのではないでしょうか。

みんな頑張っているのに潰れる時代

　もはやこれまでの前例を踏襲するだけ、決められたことをこなすだけ、つまりただひたむきにがんばっているだけでは生き残れない時代になったということではないでしょうか。一日も早くその状況に気づき、組織づくりを戦略的かつ計画的に取り組まれることをお勧めします。
　とはいえ、本書をお読みになっている経営者、管理職のみなさんだけが責任を負う必要はありません。

　むしろ、全職員が当事者としての視点と発想で考え行動するようになることこそが、生き残るための最も効果的な突破口です。

第2章 世の中全体が VUCA の時代への対応を迫られている

ワーク・ライフ・バランスの効果はあったのか

　昨今は VUCA の時代といわれています。VUCA とは、Volatility（変動性・不安定さ）、Uncertainty（不確実性・不確定さ）、Complexity（複雑性）、Ambiguity（曖昧性・不明確さ）の頭文字をとったもので、簡単に言えば何が起きるかわからない、そしてその答えを誰も知らないことがある時代だということでしょう。さらに情報技術の発達も手伝って、物事の変化が乗数的に加速している時代でもあるといえます。

　昭和の高度経済成長期のように護送船団方式で悠々と前進していれば心配のなかった時代から、今は全職員が問題の当事者であり、みずから気づき、考え、行動する自律的な組織でなければ、生き残れない時代になったのです。

　これまでは、問題があった時に、「上司によく相談しろ」と言えば済んだ牧歌的な時代でした。しかし、今は答えが組織の中にあるとは限りません。経営者、管理職、ベテラン職員も含めて、誰もいままでに遭遇したことのないような問題が起きる時代なのです。ということは、すべての職員が院外から知見を得たり、院外の人脈を巻き込んだりなどして、力を合わせることが必要となっています。

　みなさんの組織はどうでしょうか？　それぞれに情報や知見や人脈を持ち寄って話し合っている職員が多いでしょうか？　それとも、担当業務以外は他人事という職員が多いでしょうか？

● 残業を大幅削減、有給休暇を取得促進。それでも止まらない離職

　かつて職場を健全化し、組織の生産力を高めるためにはワーク・ライフ・バランスが重要だと叫ばれ、さまざまな組織が取り組んできました。

　実際、大手広告代理店の社員の過労自殺をきっかけに、残業を削減する取り組みが広まりました。未払い残業代を労働者が請求し、さかのぼって2年間分の未払い賃金を事業者が支払わなければならないという判例が出たことも、その動きを加速したと記憶しています。

　医療現場においても残業ゼロを目指す病院が大いに増えました。パソコンのログイン・ログアウトで就業時間を管理する、あるいは日勤者の退勤時刻には残業せずに早く退勤するよう、まだ患者が館内にいるにもかかわらず構内放送したという病院もあったほどです。

　また、労働法の改正により有給休暇が10日以上付与されている従業員に対しては、そのうちの5日以上を必ず有給休暇を取得させることが事業所に義務付けられました。

　数年前までは、どんなに工夫しても、業務を削減することができず、残業時間を減らすことができなかったはずの病院において、今は残業が大幅カットされ有給休暇も以前よりは取りやすくなりました。こういったワーク・ライフ・バランスの実現が、ある意味なされた今日、果たして労働者は明るく元気になり、職場が健全化し、組織の生産性は向上したのでしょうか。

● 噛み合っていなかった離職理由と離職防止策

　その答えは、残念ながらイエスとは言えないでしょう。コロナ禍の影響で現場が疲弊したということもありますが、医療従事者の退職は以前以上に深刻な問題となっています。医療現場の方々からは、「看護師が辞めて辞めてしょうがない」という声も上がっています。看護師を辞め

た職員が他の職場で看護師として働くのではなく、看護職自体を辞めてしまっているらしいという話もあちこちで聞かれます。

　このように働き方改革以前よりは大いに就労時間が減ったにもかかわらず、退職が減らないのはなぜでしょうか？　これは医療従事者の方々の退職の本当の理由が、就労時間や待遇といった制度設計ではなかったことが表れているといえると思います。

　では、退職した医療従事者はどんな本音を抱えていたのでしょうか？実は人材紹介会社が発表している離職理由が参考になると思われます。退職した医療従事者が登録する時に面談で本当の退職理由を述べることが多いと考えられるからです。そして、その調査結果を公表している人材紹介会社も存在します。そこに書かれている主な退職理由は、やはりなんといっても「人間関係」です。

　こうしてみると、離職が問題だといいつつも、本当の原因にアプローチした処方はほぼなされてこなかったと言っても過言ではないのではないでしょうか。とすれば今も離職が減る傾向にないことは必然の結果といえるのではないでしょうか。

いまだに減少傾向にならないメンタル不調を原因とした労災

　働く人が元気になり、職場が健全になり、組織の生産性が上がっているのかどうかを見極めるうえで非常に有用なバロメーターがあります。それが、厚生労働省が毎年発表する労災の申請件数及び認定件数です。中でも注目すべきは、精神障害を原因とした労災申請件数及び労災認定件数です。わかりやすく言えば、うつ病などのメンタル疾患を原因としたものということです。

　このデータを見ると、労災申請件数も労災認定件数も、これまで若干の増減はあったものの、2021年度に引き続き2022年度においても、双方とも過去最大件数となっており、いまだに減少傾向に転換する兆しは見

られません。

　このことも離職やメンタル不調の主な原因は労働時間や報酬といった制度設計によって解決することではないということを端的に示しているのではないでしょうか。言い換えれば、「職場の人と組織の問題に切り込み、本格的に組織の体質を変えていくことが必要である」と読みとることが必要なのではないかと考えます。

🖋 常識を切り替えられる柔軟性が生き残るカギ

　昨今、新社会人の多くが早々に転職サイトに登録していると聞きます。また、若手従業員は副業ビジネスに大きな関心を持っています。完全に、組織と従業員の関係性が変わったといえるでしょう。

　このほか、世の中の常識が加速度的に変化する時代になっていることも踏まえておく必要があります。

　たとえば、コロナ禍前の2019年までは「満員電車で通勤したくない」と言えば、「そんなことで社会人が務まるか」と叱られていました。それが高度経済成長期からの50年余のわが国の常識でした。しかし、わずか2年ほどでその常識が変わり、今では「もっとリモート化できないだろうか」と検討することが当たり前になっています。

　また、誰もが情報発信できる時代になったにもかかわらず、「苦情は門前払いしておけ」といった古い感覚でいたために、企業がインターネット上で炎上するという例も多々見受けられます。

　そのほか、「昔なら、これくらい当たり前だ」という感覚でとってしまった態度や発言、行動が、パワーハラスメントやセクシャルハラスメント、または差別発言として問題となり、政治家や経営者が職を追われるというケースが後を絶ちません。

　組織もまた、過去の常識にとらわれず、自分の常識を柔軟に切り替えられなければ、生き残れない時代となりました。もし、いま以上に職員を活性化し、組織の生産性を向上するならば、マネジメントにおいても、

これまでの常識を柔軟に切り替えていくことが不可欠でしょう。すなわち、職員一人ひとりが「なにごとも変わるのが当たり前」という常識を持っている組織体質をつくるということです。

第3章

何かが違っていた組織マネジメント

　自走組織、アメーバ経営、ネットワーク型組織、ビジョナリー経営、コスモス型組織、パーパス経営などなど「職員一人ひとりが自分で気づいて考えて行動したほうが、職員も活性化し、組織の生産性も上がるはずだ。どうすればそんなボトムアップが当たり前の組織風土をつくることができるのか」といった研究は何十年も前から行われています。また、それを目指した研修やコンサルティング施策も数多く行われてきたはずです。しかしながら、いまだに、「あの研修以来、ボトムアップが当たり前の組織になった」という事例は稀です。いよいよ、最短最速で確実に結果が出る本当に意味のある施策を見抜き、導入しなければならない待ったなしの事態になったと考えたほうがよいでしょう。

● いろいろやってきたけれど（フィッシュ哲学、サンクスカード、3分間スピーチ……）

　どうしても人間は対症療法に走りがちなので、コンサルタント会社も対症療法的な売れる商品を販売するという傾向があります。しかし、これからは本当に問題を解決する根治療法に取り組まなければならない状況です。

　職員を元気にし、職場を活性化する方法として、「フィッシュ哲学」という考えが導入されたこともあります。職員同士がお互いに声を掛け合い、助け合うことが生産性を上げるということから、さまざまな形で導入され、一定の効果を上げたように思います。

　また、多く取り入れられている施策の中に「サンクスカード」があります。職員同士がお互いに褒め合ったり、認め合ったり、感謝し合った

りすることで、心理的安全性が築かれるという非常に良い仕組みです。ただし、継続するのは非常に困難なようです。

　さらに、職員が持ち回りで朝礼時にスピーチをする「3分間スピーチ」が多くの現場で取り入れられたこともあります。同僚のパーソナリティーを知ることができる利点もある一方、自分が話す側になることは人によっては多大な苦痛になることがあり、3分間スピーチが嫌で職員が離職したという例もしばしば耳にします。

　要するに、組織体質を変えるには実践され続けるための仕組みがどうしても必要なのです。そもそも人は、どんな簡単なことであっても継続することが大の苦手だからです。

　加えて、もし何か新しい施策を導入するのであれば、日常の中で定常的に実施できるコミュニケーションモデルが前提となっている仕組みを導入することが必要となります。組織を変えるということは組織の日常を変えるということだからです。

　その点、昨今話題になっている「1on1ミーティング」は定常的に実施するコミュニケーションモデルなので継続しやすい性質があります。ところが、本来は部下からの申し出があった時に実施するのが原則であるにもかかわらず、「最低限1週間に1回はミーティングをしよう」というように半ば強制的にミーティングをすることになっている組織が非常に多いようです。また、上司の方は、どうしても業務の進捗を確認するための面談にしてしまいがちです。これもまた、職員が「ぜひ続けたい」と思いづらく、持続するにはそれなりの仕組みが必要となるのです。

　このように、お互いの心を明るく楽しくする方法であることと、日常の中で定常的に継続できる方法であることの両方の条件が揃った施策でなければ、いきいきとした組織づくりを続けることはできません。組織体質を変えるならば、この2つの条件を満たした施策を探し選択することをお勧めします。

コンサルタントも使ったけれど（職員満足度調査、覆面調査……）

「職員満足度調査」は、報酬や休暇等の待遇面についての設問も用意されています。しかし、アンケートとは、回答する職員は「聞かれた以上は、その要望を病院に検討してもらえるもの」と受け止めてしまう危険があることを踏まえておくことも必要です。

このためアンケートは、その後にどのような展開をするかの目的をまず明確にし、その目的に向けた設問を作り、実施されなければなりません。そうしたアンケートの予告・説明・実施・回収・実施後の対応までの一連のプロセス自体が、職員との関係を良くも悪くもするという現実があるのです。

また、中には患者のふりをして病院内を巡回したり、健康診断を受けてみたりする「覆面調査」のコンサルティングもあります。外部の目から見てもらうことは、一見有効のようです。しかし、本来ならば職員が「自分たちの職場は自分たちが一番理解しているはずだ」あるいは、「自分たち以上に外部の人間にわかってたまるか」という自負を持っていなければなりません。したがって、自分たちで自分たちの職場を巡回して調査できるようでなければなりません。コンサルティングを依頼するのであれば、職員が覆面調査をできるよう学ぶためにコンサルタントを使うのが、最も効果的な覆面調査、コンサルティングの使い方ではないでしょうか。

このように、さまざまなコンサルタントやコンサルティングが存在していますが、これからは最短最速で確実に結果を出す、すなわち、確実に組織の体質を変える施策だけを厳選して導入することが必要ではないでしょうか。

制度設計でも職員の目が輝かない（人事評価、目標管理、キャリアラダー……）

　職員の離職問題を解消するために、人事評価制度や目標管理制度、キャリアラダー制度などを新たに整備したという病院も少なくありません。もちろん人事評価制度を導入することは必要なことです。ただし、これらの制度を整備したからといって、職員の目が輝きもっと頑張ろうというモチベーションが醸成されるというわけではありません。

　働く建物や休憩室・トイレなどは、これらが新たに整備されたからといって、働いている人たちが目を輝かせて、もっと頑張りたいと思って働くようになるかといえば、そんなことはないでしょう。これと同じように、人事評価制度や目標管理制度等、頑張った人が報われる制度は、働く側からすれば、最低限必要な制度的環境でしかありません。

　さらに、キャリアラダー制度は、業務を通じてより多く貢献した者に、より多く報いるという経営陣から職員への意思表示です。「家庭の事情のため、業務をこなすので精一杯」という職員にとっては、キャリアラダー制度は大きな意味を持たないという限界もあるのです。昭和の時代のような、「人には、成長欲求がある」「貢献欲求がある」「だから、技能を向上させ、報われるようにすれば、みんなのやる気が上がる」という発想は、今日においては、効果的ではありません。

職員がいきいきしないのはなぜか？

　そもそも制度を設けることで、職員の目が輝き、もっと頑張ろうというモチベーションが上がるかというと、そういうことはありません。みなさんが「この職場だったらもっと尽くしたい」と心から思えるのは、「これだけ働いてくれたら、これだけ報酬を与える」といった取り引きのルールを提示された時ではないでしょう。

　それよりも、自分の気持ちを尊重してくれる上司や自分の味方になっ

てくれる仲間たちがいる人間関係のほうが重要ではないでしょうか。これまでのわが国では、企業であれ、病院であれ、より良い職場づくりにおいては、とかく制度設計に走りがちで、人間関係づくりに真剣に取り組んできた組織は稀でしょう。これまで長い間、さまざまな施策を講じてきたにもかかわらず、離職やメンタル不調が減る傾向にならないのは、このような職員側の働く動機と、事業者側の制度設計とのミスマッチに原因があるのではないでしょうか。

　ということは、職員の働く動機にマッチした施策に切り替えれば、これまでになく組織を活性化し、生産性を飛躍的に向上することが可能だということです。対症療法的な施策をやめ、一日も早く、確実に効果が生まれる根治療法となる施策へと切り替えることが望ましいでしょう。

第4章 経営陣が全責任を抱えて苦しんでいては、組織は生き残れない

　今日では、「大事なことは経営者や管理職が決めて指示命令をし、現場の職員たちはそれに従えばよい」といったかつてのようなトップダウンの組織体質では、もはや生き残ることができないと思われます。今では病院経営を取り巻く外部環境における変動要因がかつてと比べてはるかに多いからです。

　ということは、つまり現場職員たちからも日々問題提起が上がってきたり改善提案が上がってきたり、指示命令をしなくても自分たちでどんどん新しいことに取り組んでいく、そんなボトムアップ型の自律進化組織へと組織体質を切り替えることが重要だということです。

第2部

自律進化組織しか生き残れない

第1章　「人がいきいきするとはどういう状況か？」から逆算する

　医療現場に限らず、行政も民間企業も組織を変えるにあたっては、とかく制度設計に走る傾向があります。それは、昭和の高度経済成長期においては、がむしゃらに働くことが暮らしを豊かにすると考えられていたからです。モノを作れば作っただけ売れていく時代だったので、職員が創意工夫して改善するよりも、与えられた環境で業務をこなすことに専念したほうが生産性が高く、それが報酬に反映されていたのです。このため、働く側も仕事そのものに対するやりがいや誇りを今ほど求めていなかったということなのでしょう。職場では、職員同士のコミュニケーションもボトムアップの意見も今ほど必要ではありませんでした。それよりも、とにかく作って売ることが、最大の社会的使命とさえ考えられていたともいえるでしょう。

　そのため、経営者・管理職が、職員の心理状態を考慮する必要は今ほど大きくありませんでした。職員の価値観や気持ちに配慮するよりも体制を変えたり、施設設備を整えたりといった物理的な変更、つまり制度設計で十分、組織をより良くすることができたのです。こうした歴史の影響で、今も多くの経営者・管理職が、「組織をうまくマネジメントするにあたっては、制度設計が大事だ」と考える傾向があります。

　一方、今は変化の激しい時代のため、職員一人ひとりが気づき、考え、主体的に行動することができることが重要になっています。そして、主体的かどうかで、組織の生産性が大きく異なる時代です。そのため、なによりも「職員の心が、どんな条件下で明るく元気になるのか」といった心理構造を踏まえてマネジメントをすることが重要になっています。

　以前の感覚で、職員の心に配慮することなく体制を変えたり施設設備を整えたりするといった制度設計にアプローチをしていては人がいきい

図表2−1　制度設計アプローチか心理構造アプローチか

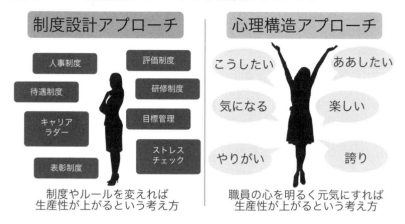

制度設計アプローチ	心理構造アプローチ
人事制度　評価制度 待遇制度　研修制度 キャリアラダー　目標管理 ストレスチェック 表彰制度	こうしたい　ああしたい 気になる　楽しい やりがい　誇り
制度やルールを変えれば 生産性が上がるという考え方	職員の心を明るく元気にすれば 生産性が上がるという考え方

きする組織はつくれません。つい制度設計を考えてしまう固定観念を捨てて、「そもそも人はどういう時にいきいきするのか」「人がいきいきするとはどういう状況か？」と、なによりもまず職員の心を第一に考える心理構造アプローチへと、思考の習慣を変えましょう（図表2−1）。

第2章 人間がいきいきするための本質「価値観を解放しているか、していないか」

　人間がいきいきするとはどんな状況かについて改めて考えてみたいと思います。かつてはワーク・ライフ・バランスが大切だといわれてきました。「ワークの時間も重要だが、ライフの時間も十分にとって心や体を癒し、リフレッシュすることでうまくバランスをとりましょう」という考え方です。しかし、この考え方で人が本当に幸せになるのか、違和感を覚えた人も多かったのではないでしょうか？　というのも、大前提として、仕事が辛くて大変なものだという考えに立っているからです。

　「プライベートの時間もきちんと確保するので、そのかわりに辛くて大変な仕事もがんばってもらいたい」という、一種の取り引きとなっているわけです。しかし、かけがえのない時間を辛くて大変な仕事に費やしていたら、どんなにリフレッシュの時間を設けたところで、バランスをとることは難しいでしょう。

　このように、仕事は、組織や上司からの求めに応じて動かなければならないので、辛くて大変だというイメージがあります。また、プライベートの時間は、好きな人と会ったり好きなことをしたり、自由に過ごせるので、リフレッシュになるというイメージがあります。しかし、本当に人がいきいきとするかどうかは「仕事の時間だから」「プライベートの時間だから」ということではなかったことがわかってきたといえるでしょう。それでは、その本質は、いったい何なのでしょうか？

　人がいきいきとするのかしないのかの分水嶺は、「仕事かプライベートか」ではなく、「価値観を解放できているかどうか」ではないでしょうか。「価値観を解放できる」とは、簡単に言えば「言いたいことが言えて、やりたいことをやれる」ということです。

　そう考えてみれば、たしかに仕事の時間は、組織や上司の指示に従っ

図表2―2　いきいきするのは価値観を解放できている時

価値観が抑制されている	価値観が解放されている
仕事の時間 WORK 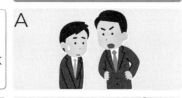	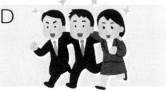
個人の時間 LIFE 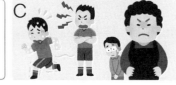	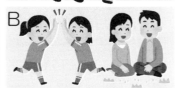

て働くので、自分の価値観を解放することは困難でたしかに辛くて大変なことが多いでしょう（図2―2A）。

　一方、プライベートの時間は、好きな人と会ったり好きなことをしたり、自分の価値観を解放できる時間なので、心が明るくなり元気になるのも当然でしょう（図2―2B）。

　その反面、たとえば好きで入ったサークルでも「お前を希望のポジションにつかせない」とか、「お前の考えたトレーニングの方法は採用しない」と言われ、自分の価値観を解放できない環境であれば全く楽しくないのではないでしょうか。また、好きで結婚したはずの配偶者から、「あれはだめ」「これをしろ」と望んでもいないことを押し付けられていれば、自分の価値観を解放することができないので、プライベートの時間であってもまったく楽しくないでしょう（図2―2C）。

　このように、考えてみれば、仕事の時間であっても、価値観が解放できる環境であれば、仕事を通じて心が明るくなり、元気にいきいきと働くことができるようになるはずです（図2―2D）。

　価値観を解放できる職場とは、自分たちが気になったり思いついたりしたことを何でも気兼ねなく話せて気が向けば実践することができる環境です。また、自分が何か思いついた時にも、同僚が理解し、気が向け

ば応援してくれたり、周囲の職員が「ぜひあなたの考えを聞きたい」「もし手伝えることがあれば手伝いたい」「どんな話でも聞かせてほしい」「できれば応援したい」と言ってくれたりする、そんな職場だったら月曜日に出勤するのが待ち遠しくなるのではないでしょうか。つまり、人がいきいきとするかどうかは、仕事の時間か、プライベートの時間かではなく、「価値観を解放できる環境かそうでない環境か」であるといえるでしょう。

指示命令をしなくても、現場がみずから気づき考え行動する自律進化組織をつくれ

　「激変の時代を乗り越えるためには、職員一人ひとりがみずから考えて行動できる強い組織にならなければならない」と前述しました。しかし、今、現場が疲弊している中で、「今以上にもっと考えて、もっと行動させることなどできるのだろうか」「職員がもっと疲弊してしまうのではないか」と考えた方も少なくないのではないでしょうか。「組織を改革することが、職員の負担となって、かえってエネルギーロスになるのではないか」と考えている人は少なくないと思います。

　しかし、実際はその逆です。経営者や管理職が、価値観を解放できる環境を部下たちに提供すれば、部下たちは、職場にいて仕事の中で、のびのびと価値観を解放できるようになります。言いたいことが言えて、やりたいことをやれるのですから、こんなに心が明るくなり元気になれる職場はないでしょう。それどころか、これまでになかった想像以上のパフォーマンスが飛び出すことになります。「思うようにやってごらん」と言われて怒る人はいないでしょう。職員の価値観を解放する組織づくりは、職員をこれまで以上にいきいきとさせ、幸せにする取り組みそのものなのです。

　なにごとにおいても、本質はシンプルです。本質だけを抜き出せば、余計なものが付着していないので、最もシンプルにならざるを得ないのです。本当に効果があり最短最速で成果を実現したいならば、そのコツの一つは、「シンプルなものを選ぶこと」です。

第4章　自律進化組織のメリット

　自律型の組織づくりは、自走組織、ネットワーク型組織、コスモス型組織などさまざまな呼び方で研究されてきた分野ですが、その本当の価値を認識している人は多くはないでしょう。というのも、そのメリットは、「あったほうが生産性が高まる」という程度のものではないからです。

　想像してみてください。今いる職員全員が、みなさんのような経営者・管理職の方々と同じ視座に立ち、同じ発想と視点で考え行動したらどうなるでしょうか。しかも、それぞれが異なる人生経験や技術や知識を持っているのですから、現場から日々起こる展開に経営者・管理職でさえも驚かされることになるはずです。さらに、それぞれの職員が異なる価値観を持ち、多様な価値観を知っている集団なのですから、さまざまな立場、さまざまな事情を理解することができ、多くの人の心に寄り添える、懐の深い組織になるでしょう。

　職員一人ひとりが指示命令をされなくても、みずから気づき、考え、話し合い、行動する組織になるということは、多くの人が恐らく抱いているであろう印象よりも、はるかに大きなメリットがあることです。そのポテンシャルは計りしれません。

　職員がみな、経営者・管理職に等しい視点で考え行動するとなれば、一体どのようなパフォーマンスを示すのか、もはや想像を超えた展開が待っていることだけは明らかでしょう。自律進化組織をつくるということは、そういうことなのです。

● 1日5分のミーティング「HIT-Bit」

　自律進化組織研究所が提唱する「HIT-Bit」とは、部署ごとに、1日
5分、集まっては一人一言ずつ言いたいことを言うというシンプルなコ
ミュニケーションモデルです。

　多忙な現場では、目先の業務をさばくことに追われてしまい、どうし
ても、業務上必要な会話ばかりになっていきます。不具合に気づいたり、
良いことを思いついたりしても、気軽に話す場も関係性もなければ、何
一つ改善も改革も生まれようがないのです。その閉塞感がやりがい感の
欠如を生み、離職にもつながります。これでは、自律的な進化が生まれ
ないどころか、健康な職場にもなりません。

　ということは、その逆に、業務上必要な会話以外の会話が重要という
ことになります。以前ならば、中には、こまめに声をかけて要領良く会
話をできる優れた上司がいたかもしれません。かつては、退勤後に部下
を居酒屋に誘い本音に耳を傾ける上司もいたでしょう。喫煙コーナーで
気楽に話ができることもあったでしょう。しかし、それらは自然発生的
に行われていたものでした。

　これからは、マネジメントの一環として、組織的に、意図的・作為的
に、業務上必要な会話以外の会話を設け、より良くなるよう検証して、
持続するような仕組みを内蔵した会話の場が必要と考えられます。

　そこで効果を発揮しているのが、1日5分のコミュニケーションモデ
ル「HIT-Bit」です。HIT-Bit によって得られるメリットは多岐にわた
ります。そのさまざまなメリットを以下に挙げておきます。

● 業務改善や患者サービスが向上する

　自律進化組織になると、一番最初に現れる変化が業務改善であり、中
でも効率をアップする進化が生まれます。一般的に、人は自分の頭の中
や手元を自由にしておきたいという欲求があるので、「今行っている業

務を迅速に片付けてしまいたい」と考える傾向があります。

　そのため、最初に現れるのは、「こうすれば、もっと早く業務をこなすことができる」といった効率アップです。次に現れるのが、精度をアップする進化です。普段気にかかっていることを、いつも話し合える環境の中では、「もっと業務のクオリティを上げよう」という提案も上がりやすくなるからです。

　さらに、風通しが良くなることによって、必ずしも業務の効率や精度を上げることには寄与しないものの、患者や家族のためにもっとできることをしようといった意見が交わされるようになります。

　その結果、患者や家族が「ここまでしてもらったことはない」と感激するドラマチックな場面が生まれるホスピタリティ溢れる現場になります。

　自律進化組織を実現すると、経営者・管理職が指示命令をすることなく、現場からさまざまな発言や行動が飛び出してきます。どのような業務改善や感動的なドラマが飛び出してくるかを楽しみにしてください。現場の職員たちが、ますます張り合いを感じ、目を輝かせて、自律進化が加速していきます。

◗ 医療安全向上が現場から起こる

　現場の風通しが良くなると、細やかな気がかりが会話の中で表面化します。そのため、みんなが見落としていたリスクが共有され、対策を講じられるようになります。

　医療安全といえば、５Ｓ運動や指差し呼称など、さまざまなルールやマニュアルが開発されていますが、一方で、「このルールやマニュアルを守ってさえいればよいのだ」と安心してしまうことこそが、実は最も大きなリスクです。

　逆に言えば、「ルールやマニュアルは守っているが、それ以上に何か見落としていることはないか」と常に職員がアンテナを高くしている状

態が持続することこそが、最も優れた医療安全の維持向上であると考えられます。みなさんの現場では、毎月のように医療安全の向上につながる問題提起や改善提案が上がっているでしょうか。

兵庫県のある病院では、検査科を出たところの廊下は見通しが悪く、通行者同士が出会い頭に衝突する危険がありました。検査科でHIT-Bitを始めると、毎日発言するため、まもなくこのことが話題になり、自分たちでカーブミラーを調べることになり、すぐにアクリル製の凸面鏡が壁面に設置されました。

また、福岡県のある病院でのこと。感染症病棟で使用されたディスポーザブルの食器は、所定のビニール袋に入れて固く口を縛ってから、1階に運んで処分することになっていました。入職してまもない介護職員が、「ビニール袋自体も病棟から運び出せば、感染につながる恐れがあるのではないか」と指摘してくれたため、すぐに検討して、病棟内で処分する手順に改善されたそうです。

● 患者や職員が涙を流す感動が生まれる

医療現場の接遇においては、「患者さんの心に寄り添いましょう」と常にいわれています。しかし、一般にはどこまで患者の心に寄り添えばよいのか、またどこまで一般的な常識を超えた対応をしてよいのかが明確になっていません。そのため、職員が萎縮してしまい結果的にルールやマニュアル通りの対応に止まっていることが少なくありません。

これでは、患者や家族が「心に寄り添ってもらえた」と感じることはできません。しかし、職員の方々は、心に寄り添っているか聞かれれば、「自分なりに心に寄り添っている」と答えるでしょう。これでは本当に患者の心に響く接遇は実現されません。患者の心に響かないので、職員の方々もやって良かったと感じることができないでしょう。このような心に響かない接遇は、職員を疲弊させるばかりでエネルギーロスとなってしまう危険があります。

　一方、自律進化組織では、それぞれの職員が自分なりに気にかかったことや実践したいことを気軽に話すことができるので、それまでのルールやマニュアルにとらわれない相談や提案がなされるようになります。そのため、さまざまな条件がクリアできれば、常識にとらわれない対応ができるようになります。

　常識にとらわれない対応をしてもらった時こそ、患者や家族は心から「こんなに心に寄り添ってもらえたことはない」と感じることができます。その結果、患者が涙を流して喜んだり、手を握って感謝されたりといったディズニー・ワールドやリッツ・カールトン・ホテルにも勝るとも劣らない接遇を実現することができ、感動的なドラマが生まれるようになります。そして、患者や家族のそのような様子を目の当たりにした時、多くの職員の方々は「この仕事にはお金では買えない瞬間がある」「これがやりたかったのだ」と感じることができます。多くの方々が、「今の仕事を選んだ原点に立ち返ることができた」と言います。

　自律進化組織になれば、患者の心に響く接遇を実践できるので、患者や家族の反応は大きなやりがいや誇りとなり、接遇が、職員にとって最も大きなエネルギーチャージとなるのです。ディズニー・ワールドやリッツ・カールトン・ホテル以上に感動的な場面が生まれるホスピタリティに満ちた現場となることでしょう。

お金では買えない体験がある職場では、離職が起こらない

　一般に、職員の離職理由は、報酬や休暇等の待遇面だと考えられているようです。なぜなら、職員の多くがそのような理由で退職を申し出てくるからです。そのため、待遇を改善することによって、離職を防ごうとする病院も少なくないようです。しかし、待遇でつなぎ止めた職員はより良い待遇の病院があればそこへ移っていってしまうものです。

　みなさん自身も心当たりがあると思いますが、職場環境が厳しい場

合、驚くほどの高待遇でもない限りは頑張って続けようとは思わないでしょう。また、高待遇につられて、自分の考えに合わない仕事に従事することはプライドが許さないのではないでしょうか。

そもそも、驚くほどの高待遇を提示していては、企業体力が維持できません。では、どうすれば、高待遇を提示せずに、職員の方々に「ぜひここで勤め続けたい」と思ってもらえるのでしょうか。

それはむしろ待遇とは正反対で、「お金では絶対に買えない体験がある」ということではないでしょうか。自分が信じる通りに患者や家族に向き合い、その結果患者から感謝されたり涙を流して喜ばれたり。それはまさに、医療従事者の人生において、忘れられない誇らしい瞬間となることでしょう。

そんなお金では買えない体験ができる現場は、誰にとっても離れがたい職場となることはいうまでもないでしょう。世の中では、さまざまな離職防止のための策が講じられていますが、本当に離職を防止したいのであれば、「お金では買えない体験ができる職場づくり」こそが最も重要なポイントであるといえるでしょう。そのような現場を実現するならば、自律進化組織になることに尽きます。難しい技術や、知識、優れた人材、高額なシステム、複雑な制度などは必要ありません。シンプルで最短最速で確実に結果の出る方法を選択すればよいだけです。

● 有能な管理職がいなくても、チームの生産性が上がる

職員を活性化し、組織の生産性を高める組織づくりのためには、いうまでもなく管理職がポイントとなります。したがって、一般的には有能な管理職をどこかから採用してくるか、管理職を育成しなければならないと考えられています。

しかし、管理職のポストの数だけ有能な人材を確保することは至難の業でしょう。

その点、そもそも自律進化組織をつくるにあたっては、管理職が有能

である必要はありません。なぜなら、自律進化組織になるということは、すなわち、管理職が部下たちに指示や命令をしたり、部下たちの手本になったり、部下たちの業務の指導や管理をしなくても良い組織になるということだからです。

昭和の時代のような指示命令組織においては、管理職は率先垂範する鬼軍曹や斬り込み隊長である必要があり、部下を動かすだけの実力や人望が必要でした。しかし、自律進化組織においては、その逆で、部下たちが自分のポテンシャルをいかんなく発揮したくなるような環境をつくることが管理職の役割となります。

そのため、これからは、管理職のポストの数だけ有能な人材を確保しなければならないという心配はいりません。どんな組織であっても自律進化組織を実現することが可能です。

●「変わるのが当たり前」の組織になる

自律進化組織においては、「変わることが当たり前」という前提となります。「今日一日、何も言うことがなかった。こんなに幸せなことはない」という職員はなかなかいないでしょう。それはつまり、どんな人でも一日働いていれば、もう少し変えたいこと、相談したいこと、やってみたいことなどが必ずあるということです。そして、それを気軽に話し合い、変えていってよいのが自律進化組織の文化です。なので、そこに働く職員たちは、「どんどん変えてよいことが快適」であり、「変わるのが当たり前」という感覚となります。

現場の職員の方々が「変わるのが当たり前」という常識に転換できるかどうかが、これからの激変の時代に生き残れるかどうかの生命線となることでしょう。その点、自律進化組織になれば、これから訪れるさまざまな変化の荒波にも、柔軟に対応して乗り越えていくことが可能となります。

人間関係のトラブルが激減

　自律進化組織になるということは、職員同士がお互いの価値観の違い
を尊重し合う組織になるということです。自分と異なる価値観を尊重
し、無理のない範囲で理解し、応援し合うからこそ、職員一人ひとりの
異なる価値観が強みとなって、新たな発言や行動改革につながっていく
のです。

　そもそも、人間関係トラブルはなぜ起こるのかといえば、自分が大切
にしている価値観を他者に軽んじられることによって、不快感や失望感
を覚え、相手との関係性が悪くなるからです。

　したがって、その反対に常に周囲の同僚から自分の価値観を尊重され
ていれば、人間関係トラブルが生じる余地がありません。自分が提案し
たことに対して周囲が協力してくれなくても、他者には他者の価値観や
事情があるので、それが当たり前と受け止めることができます。

　周囲が理解し応援してくれれば、次は自分が相手の手助けをしようと
心から思うことができます。自律進化組織になることは、このように、
人間関係が良くなることはあっても、悪くなる原因は生じません。つま
り、職場の人間関係を良好なものにするということにほかならないので
す。

　したがって、自律進化が起こるようになると、人間関係に悩んで離職
したり、メンタル不調に陥るケースが激減します。そればかりか、これ
までになかった職員間や部署間の連携が旺盛に行われるようになり、組
織の生産性が飛躍的に向上することとなります。

第5章 組織づくりの本質は「組織カルチャーづくり」

■ 組織レイアウトづくりと組織カルチャーづくりの違い

　一般に組織づくりというと、組織図づくりをイメージする人が多いようです。どのような部署を設け、どのようなポストを設け、そこにどんな人材を配置するかといった組織レイアウトづくりということができるかもしれません。しかし本当に重要なのは、「どのような組織レイアウトを描くか」ということではなく、「そこに配置される職員たちがどんな価値観を持つか」という組織カルチャーづくりです。

　たとえばみなさんの書いた組織レイアウト図の中に、配置された管理職が、もし以下のような人材だったらどうでしょうか？

- ・変化を好まない人材だったら？
- ・うまくいく保証があることしかしないという方針の人材だったら？
- ・部下を自分の思う通りに動かすのが管理職の仕事だと考える人材だったら？
- ・専門職は専門領域に専念するのがプロフェッショナルだと考える人材だったら？

　その部署は、新たな改革にも取り組まず、チャレンジもしない、部下のポテンシャルを引き出すこともない、そんなカルチャーになってしまいます。

　管理職の多くがそのような人材だったら、その組織はこれからの激変の時代をとても乗り切ってゆくことができないでしょう。

　つまり、どんなに素晴らしい組織レイアウトを描けたとしても、そこに働く職員たちの組織カルチャーをつくらなければ、思うような組織を実現できないということです。

　したがって、なによりもまず取り組まなければならないのは、組織カルチャーづくりのほうなのです。

　昭和の時代は、施設設備や制度などの型枠を設け、そこに職員を放り込めば「職員たちにやる気があってもなくてもなんとかなる」と考えられていたきらいがあります。

　これまでわが国においては、組織づくりといえば主に組織レイアウトづくりのことと考えられてきたといえます。これからの時代はなによりも、まず、職員が関心を持って考え、みずから行動する組織カルチャーづくりができなければ、生き残ることはできません。したがってなによりも、まず、職員の価値観を尊重し理解し応援することから始めなければ自律進化型のマネジメントはできないのです。

● 教育研修では、組織カルチャーづくりはできない

　そこで、組織カルチャーづくりをどのようにするか？

　一般的には、教育や研修によって組織のカルチャーを伝え、理解させるという方法が考えられていることでしょう。しかし、これも昭和の時代の指示命令組織が主流だったころのなごりにほかなりません。教育も研修も、組織の価値観を職員にわからせる作業です。トップダウンで価値観を押し付けられれば、押し付けられるほど、職員は自分の価値観を出せなくなってゆきます。ある一定の価値観に合わせ、個々の価値観を抑制することは、組織カルチャーでもなんでもありません。

　そもそも、組織カルチャーとは、そこにいる一人ひとりが誰からも価値観を押し付けられることなく、自分たちの価値観を表出した時に、おおよそ近い感覚である場合のことをいいます。したがって職員が、自分たちの価値観を解放し合う組織カルチャーをつくるためには、教育や研修によって一定の価値観を押し付けることが最もしてはならないことなのです。

　教育や研修によらずに、組織の価値観を現場に浸透させる、それがHIT-Bit です。

第6章　間違いだらけのコンサルタント選び

　これまで長い間、国内外を問わず、自律型の組織になる方法が研究されてきました。「有能な人材を採用したい」という時も、その「有能な人材」とは「経営者・管理職と同じ視座に立ち、同じ問題意識を持ち、同じように行動できる人材」を指していたことでしょう。

　しかし、多くの医療機関や企業組織が切実に願っているにもかかわらず、なぜ、なかなか「うちは自律組織になった」という声が聞かれないのでしょうか？　そこには、昭和のトップダウンの時代に培われた組織論やマネジメント手法が、トップダウンの文化つまり指示命令型の組織体質とともに、世の中に浸透してしまっているという原因があります。

　世の中に出回っている多くの施策が、トップダウンの組織文化を前提にして生まれてきたものなので、それらの施策を導入しても、自律進化組織にはなりにくいというわけです。

　たとえば、ある病院で自律進化組織をつくるにあたって、担当者が「職員の意識を変え組織を変えるには、教育研修しかない」「重要な研修なので全員に参加を義務付ける」と進めようとしたことがあります。そのプロセス自体が、全職員に対して「当院は、トップダウンが当たり前の指示命令体質だ」ということを示してしまうということになりかけました。

　もし、このような運営の仕方を見せられた職員は、たとえ研修の中でどんなに「自律進化が大事だ」と聞かされても、体験から「大事なことは上層部から一方的に降りてくる」「現場の声は聞いてもらえないから、黙って従うしかない」と学習してしまい、かえって萎縮し依存的になってしまうことになります。

全体研修の間違い

　研修を行うとなった時、経営者・管理職や主催担当者は、とかく「できるだけ多くの職員に受講してもらいたい」と考えてしまうことが多いようです。

　もちろん、医療技術を学ぶ場合には、そのほうが良いでしょう。しかし、一方でマネジメント、リーダーシップ、コミュニケーション、モチベーション、エンゲージメント、ホスピタリティといった「マインド」を高めるための研修は、とにかく多くの職員を受講させれば良いというわけではありません。

　なぜなら、職員のうち誰一人として、「今日、研修で学んだことを、何があっても、自分だけは続けていこう」という覚悟で受講している人はいないからです。たいていの職員は、「参考になることがあれば、やってみようかな」という意識ではないでしょうか。だとしても、人は継続することが大の苦手です。「何としても行動し続ける」と決心することも稀なら、実際に行動し続けることはさらに稀です。

　なので、講演終了時に司会進行係の職員が、「今日教わったことを、1つでも2つでも、現場に戻って実践していくよう心がけましょう」といってまとめることがありますが、「自分だけはやり通す」と考えている人はほぼいないものです。

　全員が、「やれやれ、やっと終わった」と思って解散し、多忙な現場に戻れば、教わったことはあっという間に風化するのです。このように、全体研修には、組織を変える効果はほぼありません。「みんなの責任は無責任」ともいわれるように、「みんなで心がけよう」は誰も心がけないのです。

　そのため、自律進化組織研究所では、研修の相談を受ける時には、少なくとも2回以上に分けて実施することをお勧めしています。すなわち、まず1回目は管理職を対象にした研修を開き、「後日、全体研修を実施するが、現場職員が意識を高め学んだことを実践し続けるかどうか

は、各部署を管理している管理職の責任だ」と説明します。

このように、各部署の管理職に当事者意識を持ってもらったうえで、全体研修を行うことで、現場において学んだことが実践されるようにしています。

● 性格分析研修の間違い

人にはさまざまなタイプがあり、そのタイプに合わせてコミュニケーションを取ったほうが、共感されやすい、といわれています。

人は視覚優位、聴覚優位、体感覚優位の3種類に分類されるという説があります。そして、それぞれ優位となる感覚に訴えると、より響くので、共感や理解を得られやすいのです。

「雨が上がったらいかに快適か」ということを訴えたい場合、視覚優位の相手には、まばゆい日差し、揺れる木漏れ日、陽光が乱反射する噴水などの映像のイメージを伝えると効果的だとされます。聴覚優位の相手には、蝉しぐれ、潮騒、公園で遊ぶ子供たちの声などの音声をイメージできるようにすると効果的だと考えられます。さらに体感覚優位の相手には、湿度の低いカラッとした風、日差しが肌を焼く様子、喉が渇いた状態などの感覚をイメージできるようにすると伝わりやすいと考えられています。

そこで研修では、数十個の設問からなるアンケートに答えると、自分がどのタイプかわかるという診断をします。そして、各タイプの人に対しては、どのようなコミュニケーションをとれば良いのかを学ぶというわけです。

しかし、同僚の誰がどのタイプだったか、覚えているでしょうか？自分がどのタイプだったかも覚えていられるかあやしいところです。まして、誰に対してどのような訴え方をすると効果的かを覚えていて、その方法を体得し使い分けることができる人がどれくらいいるでしょうか？

　職場で、この知識を使いこなすのは、多くの場合、至難の業ではないでしょうか。

　効果のある研修を選ばなければ、費用と労力と時間の無駄になるだけです。また、職員が「あの研修、結局、意味がなかったね」と感じれば、そんな研修を導入する経営者・管理職への不信を招くことにもなってしまうのです。

仮想体験ゲームの限界

　経営や財務を学べるボードゲームを勧めるコンサルタントがいます。人生ゲームの、極めて科学的かつ精密なバージョンということができるでしょう。

　よく作られていて、多くのことを学べるゲームになっています。サイコロを振ってマスを進んだ先で事業を拡大したり、カードを引くと予期しなかったアクシデントに襲われたり、と研修は楽しい時間になることが多いでしょう。

　とはいえ、現実の世界は変動要因が数限りなくあり、理屈通りになってくれないことのほうが多いものです。

　このため、ゲームには経営や財務にかかわる場面で飛び交う言葉に馴れる効果はあるかもしれませんが、「仮想体験」できるかというと、かなり無理があるものも少なくありません。

　そして、なによりも研修は現場とは切り離された世界で行われるので、現場に戻った時にそのまま応用して実践することにはつながりにくいという宿命を負っています。

　せっかく経営的視点や財務的視点を学ばせたつもりでも、現場でいつもの担当業務に戻ればその視点はあっという間に忘れ去られてしまう傾向があります。

　学びとは本来、より良い変化がOUT-Putされたかどうかを見届けて、初めて完了するはずです。終わった時には、より良い成果が実現してい

なければならないのです。

　したがって、職員に本当に経営的視点を持ってほしいのであればボードゲームではなく、なにか一つの部署なり病院で行うプロジェクトやイベントなどを担当してもらい、すべて任せてみるほうがはるかに効果的でしょう。

　同様に、本当に財務的視点を持ってほしいのであれば、自分の部門や部署の経理を担当してもらうことをお勧めします。

　効果のある学びを実現したいならば、現場とは異なる時間と空間の中で行う研修という名のイベントよりも、現場の中で、現場をより良くする取り組みを実践する中にこそ、最も実践的で効果的な学びがあるはずです。

　そしてそれは、終わった時には現実に「より良くなっている」という結果をもたらしてくれるはずです。良い結果が出ていないのに「良い学びだった」ということはないのです。研修を販売したいコンサルタントの話にのって、手段の目的化に陥らないように注意することが求められます。

● 目標管理制度が導入段階から形骸化するケース

　頑張った人が報われる環境がなければ組織は成長せず、腐敗していきます。そこで、職員が気持ち良く働き、パフォーマンスを上げられるよう、目標管理制度を導入している医療機関も多々あります。

　ただし、多くのコンサルタントが以下のようなプログラムで導入を支援しています。すなわち、まず、管理職に目標を書いてもらい、コンサルタントが指導し、目標管理に相応しい目標となるまで何度も書き直してもらいます。管理職が目標の立て方を習得したら、次に、管理職が指導して一般職員にも目標を書いてもらいます。そして、目標の書かれた目標シートをもとに期初と期末に、上司と部下が面談をします。期末の面談では、上司が各項目の達成度をフィードバックして、部下に評価を

申し渡す手順をコンサルタントが教えます。

　しかし、お気づきのことと思いますが、このように目標管理の運用手続きについてのコンサルティングが進むばかりでは、職員からは日々の業務を微に入り細に入り監視されていると感じます。

　これでは、まったく気持ち良く働いてパフォーマンスを上げるどころではなく、モチベーションが低下するばかりです。

　なにごとも、肝心なのは施策を導入するプロセスを教えることではなく、「施策を導入したい」というモチベーションを醸成することです。

　すなわち、プログラムを導入する前に職員の方々とさまざまにコミュニケーションをとり、現場から「目標管理制度を導入してみたい」という声があがるように現場の機運を醸成することこそが、導入コンサルタントの最も重要なミッションであるはずです。職員が実践したいと思わない施策はたいてい形骸化し、効果が上がりにくいものとなります。

1on1ミーティングの限界

　管理職向けのセミナーで、「なるべく声がけをするよう意識する」「できるだけ傾聴するよう心がける」と教えられることが多いのですが、「なるべく」「できるだけ」「意識する」「心がける」は多忙な現場ではあっという間に風化してしまうものです。気がつくと半期に一度の職員面談の時期が近づいており、「今回も、思うように部下とのコミュニケーションをとれていなかった」「退職希望の申し出がなければよいのだが」と思っても、もはや遅いということになりがちでしょう。

　したがって、コミュニケーションを密にするためのコツは、定常的にコミュニケーションをとるタイミングを決めてしまうということです。

　その点においては、1on1ミーティングは良い方法です。本来は、あくまで部下から面談の申し出があった時にだけ行うのが原則となっています。しかし、さして話したいことがない部下からは申し出がありません。そのため、事実上、毎週1回行うという決まりになっている現場

が少なくないと聞きます。ミーティングの押し付けはよくありません
が、管理職が多忙でまったくコミュニケーションがとれていないよりは
良いでしょう。その意味では価値があります。

　しかし、1on1ミーティングの本来の目的は、部下職員がなんでも
話せる心理的安全性を醸成することです。そして、この本来の目的から
すれば大いに限界があると言わざるを得ないでしょう。

　自分の部署のどの職員との間にも何でも話せる関係性をつくれなけれ
ば、本当の意味で「安心してなんでも話せる職場」とはいえないので
す。その点、1on1ミーティングは、管理職と部下職員との1対1の
間でのみ何でも話せる関係をつくる手法であるという限界があるのです。

● 効果測定しないコンサルタント

　研修やコンサルティングを導入する場合、効果が上がるのかどうかを
重視して検討していることと思います。実際、測定できないことは、向
上し続けることができません。したがって、研修やコンサルティングを
持ち込んできたコンサルタントに対しては、「どのように効果測定をす
るのか？」を確認することをお勧めします。

　本当に現場を変えるコンサルタントは、その結果に責任を持とうとし
ます。むしろ、プロフェッショナルとしての意識が強いコンサルタント
は、その結果を示すことができないオファーは受けようとさえしませ
ん。「手がけた案件で結果が出なかったということはしたくない」とい
うプライドが作用するといってもよいでしょう。

　たとえば、病院からの「毎年恒例になっているので研修をしなければ
ならないのです。だから、内容は先生にお任せします。お好きなように
やってください」といった、誰でも務まるようなオファーは、責任感の
あるコンサルタントほど、お金を積まれても引き受けたくない案件です。

　「ならば、他のコンサルタントに依頼してください」と、断ることで
しょう。なぜなら、講演を務めても、現場が変わらないことが目に見え

ている不毛な案件だからです。

　さらに、本当にクライアントの現場を変えたいと思うコンサルタントであれば、研修の効果がどれだけ上がったのか、「効果測定をして、結果を示したい」と提案するはずです。たとえ、研修のテーマがマインドに関すること（マネジメント、リーダーシップ、コミュニケーション、モチベーション、エンゲージメント、ホスピタリティなど）の向上といった目に見えないことがらであっても、定量評価できる方法をみずから提示して、結果を示そうとします。

　そもそも、効果測定をしようとしないコンサルタントに、お金を払って依頼する意味があるでしょうか？

　事前の打ち合わせの席で、ぜひ、コンサルタントに「では、あなたは、コンサルティングの成果をどのように測定して見せてくれるのですか？」と、問い質してみることをお勧めします。明確な回答がないコンサルタントには、効果は期待できないでしょう。そのコンサルタントは、「研修をすることによって、現場を変えてみせる」という考えがないか、あるいは、その方法を知らないということにほかならないからです。

　なお、マネジメント、リーダーシップ、コミュニケーション、モチベーション、エンゲージメント、ホスピタリティといったマインドに関することについては、測定できないものだと考えられている傾向が見受けられますが、HIT-Bit を導入すると測定することが可能となります。

　もちろん、それはどれくらい向上したか？を職員に自己採点させるものではありません。自己採点は、どうしても自分自身に対しては「頑張ったはず」というバイアスがかかってしまうので、ほとんど正しい測定にはならないからです。また、言うまでもなく主観評価であるため、人それぞれの「ものさし」となり、公正・公平な評価にはならないのです。

　その点、HIT-Bit によれば、どれくらい発言や行動があったかという客観的な事実によってマインドに関することがらを公正・公平に評価することが可能となります。そのため、数値目標を達成するといった成果がまだ上がるに至っていなくても、職員の意欲、姿勢、努力、トライア

ルなどを評価することができます。成果が出る・出ないにかかわらず、取り組んだプロセスが評価されるようになると、職員がのびのびとチャレンジングに行動するようになります。「結果だけを求められる」「絶対に結果を出さなければならない」と萎縮する必要がなくなるため、ダイナミックな構想や年度をまたぐような長期的な取り組みに挑戦できるからです。

● アンケートで見抜く不良コンサルタント

研修を引き受けるコンサルタントの中には、本当にみなさんの現場を良くするものとそうでないものが混在しています。したがって、本当に良くするものかどうかを見抜いて選ぶことをお勧めします。

そこで、本当にみなさんの現場を良くするために真剣なコンサルタントかどうかを簡単に見抜く方法を一つ紹介しましょう。

みなさんの現場では、研修実施後に受講者にアンケートを行っているでしょうか？　そして、その設問はどのようなものでしょうか？　しばしば見かけるのが、「講義内容はわかりやすかったですか？」「講師の話し方は聞き取りやすかったですか？」「資料は適切でしたか？」「研修の実施時間は適切でしたか？」といった、ご機嫌伺いのようなアンケートです（図表2―3）。これでは、受講者は、「研修はショーであり、自分はお客様だ」と履き違えてしまいます。

本当に研修を意味のあるものにするならば、研修後こそが重要です。現場を変えることを使命としているコンサルタントにとっては、研修後こそが、最も気になるのです。そのため、研修においては、受講している職員の方々に対して、「あなた方が考えるのですよ」「あなた方が行動するのですよ」と、当事者としての意識を高めるために講演しているといっても過言ではありません。にもかかわらず、受講後のアンケートで「研修はいかがでしたか？」といったご機嫌を伺うようなアンケートをすれば、職員の方々はたちまち傍観者の視点になり、研修が台無しに

図表2−3　危険な研修後アンケート

研　修　ア　ン　ケ　ー　ト

研修委員会

研修お疲れ様でした。今後の研修に反映するため、アンケートにご協力ください。よろしく
お願いいたします。

1.　講師の話は判りやすかったですか？

> 5　−　4　−　3　−　2　−　1
> とてもわかりやすかった　わかりやすかった　普通　わかりにくかった　とてもわかりにくかった

2.　講師の話は聴き取りやすかったですか？

> 5　−　4　−　3　−　2　−　1
> とても聞きやすかった　聞きやすかった　普通　聞きにくかった　とても聞きにくかった

3.　レジュメ資料は見やすかったですか？

> 5　−　4　−　3　−　2　−　1
> とても見やすかった　見やすかった　普通　見にくかった　とても見にくかった

4.　資料の分量は適切でしたか？

> 5　−　4　−　3　−　2　−　1
> とても適切だった　適切だった　普通　不適切だった　とても不適切だった

5.　スクリーン画面は見やすかったですか？

> 5　−　4　−　3　−　2　−　1
> とても見やすかった　見やすかった　普通　見にくかった　とても見にくかった

6.　今後おこなう研修について、どんなテーマを希望しますか？

なってしまうのです。

　もし、経営者・管理職が本当に現場を変えたいのであれば、「変える
のは、あなたたち職員ですよ」というメッセージとなるようなアンケー
トを実施することが必要です。もちろん、みなさんの現場を変えたいと
真剣に考えているコンサルタントならば、同じ考えです。すなわち、「あ
なたは、今日の研修を受けて、何から始めたいと思いますか？」「それ
を邪魔する阻害要因があるとすれば、それは何ですか？」「どうすれば、

あなたはその阻害要因を取り除けると思いますか？」といった質問を設けることになります。あくまで行動するのは職員であり、その職員に、「ぜひ行動を変えて、現場を変えてくださいね！」とメッセージを送るアンケートでなければならないのです。

● 理念づくりコンサルティングの間違い

　組織づくりの根本は、経営者が揺るぎない信念を明確にして組織全体に伝えることです。それを言語化し、簡潔に現したものが、いわゆる「理念」といってよいでしょう。それを、もう少し具体的に職員に示したものが、「行動指針」となります。

　その行動指針に似たもので「クレド」というものがあります。一流のホスピタリティで有名なリッツ・カールトン・ホテルで作られているもので、十数カ条からなっています。印刷して名刺くらいの大きさに折りたためるようにしたクレドカードを、全社員が肌身離さず常携しています。そのクレドが全職員に同じ意識を持たせ、一流のホスピタリティが実現しているのだと解釈した人も少なくありませんでした。

　そこで、ひところクレドづくりを支援するというコンサルタントが現れました。まず、プロジェクトチームが編成され、プロジェクトメンバーは、全職員から「こんな病院にしたい」「住民からこんなふうに言われる病院にしたい」といった理想のイメージを書いて提出してもらい、毎月集まってはそれらの文言をまとめたりつなげたりして、十数程度の条項に編集していきます。半年から1年をかけてまとめあげると、全職員を集めて晴れてクレドのお披露目会が開かれることとなります。「こういう病院をつくりたい」という自分の言葉が組み込まれたクレドカードが配られ、職員の意識が高まる、というプログラムです。

　しかし、すでにお気づきのことと思いますが、お披露目会の翌日から、そのクレドがどの程度日常の中で生かされるかは疑問です。

　そもそも、もともとあった理念や行動指針を現場に浸透することがで

きていれば、新たにクレドをつくる必要もなかったはずです。そして、そうした指針を現場に浸透させる方法がわからなければ、クレドを新たにつくってもやはり結果は同じで、現場は変わりません。

　クレドづくり支援をしているコンサルタントの中には、「実は、クレドはつくった後が問題なのです」と本音を漏らす人さえいるのです。

　人はどうしても、形があるものに目が行きがちで、プロジェクトを行ったりクレドカードを作ったり、お披露目会を開くなどのイベントに効果がありそうなイメージを抱いてしまう傾向があります。しかし、一過性のイベントによって組織が変わることはありません。

　研修でもコンサルティングプログラムでも、数年後の組織の状況を想像してみることが大切です。1年後、3年後、5年後においても、この研修で学んだことが現場で日々生かされていることが目に浮かぶでしょうか？　コンサルティングを導入した効果が、現場で脈々と受け継がれ持続していることがイメージできているでしょうか？

　もし、その様子が想像できなかったならば、きっと、その研修やコンサルティングプログラムは、数年後に現場から風化して消えて無くなっていることでしょう。費用と時間と労力を無駄にしないためにも、施策やコンサルタントを厳選することです。

● 本質を見抜いた取り組みこそが重要

　人は、不快を感じることがあればついそればかりが気になり、その不快感を取り除こうとします。たいていの場合は、その症状の背景にもっと大きな原因があり、それを取り除かなければさらなる症状が現れ続けるのですが、なかなか根本原因に対処する気持ちになれない傾向があります。喉元過ぎれば熱さを忘れ、多くの人がどうしても対症療法にばかり関心を持ってしまうのはこのような原因からです。

　そうした習性に応じて手を替え品を替え、対症療法的なプログラムをつくっては販売しているコンサルタントが少なくないのが実状です。

　これからは、本当に効果があるのかどうか本質を見抜き、効果のある施策だけを選択することが必要となるのではないでしょうか。「有名だから」「あちこちで導入されているから」という理由で選んではなりません。

第7章　正しいマネジメントは正しい人間観から

　組織づくりといえば、ルールづくりや教育などを思い浮かべる人が多いですが、その前に必要なことがあります。それは、人間の性質を正しく理解しておくということです。言い換えれば、「人間とはこういうものだ」という正しい人間観を持つということです。人間の身体を正しく理解していなければ、正しい治療によって健康にすることができないのと同じです。

　しかし、実際に効果が上がらない研修やコンサルティングがたくさん出回っているのは、誤った人間観を持ったままでいるからにほかなりません。

　たとえば、「教えたことは理解しているはず」という誤解は一般的ではないでしょうか。そのため、職員に何かを伝えるためには、まず「みんなを集めて話を聞かせよう」という発想になりがちです。しかし、人は頼んでもいないのに集められて、話を聞かされても理解するとは限りません。みなさん自身も、その場にはいても話の内容はまるで覚えていないということもあるのではないでしょうか。これではせっかく集めて教えても無駄になります。

　つまり、「人は、教えても理解するとは限らない」のが、正しい人間観だといえるでしょう。そして、「教えても理解するとは限らない」ということを前提に考えれば、教える以上により効果的に伝わるための方法を見出し、より理解させることが可能になるはずです。

　このように、希望的な人間観を前提にして無駄なことをするよりも、正しい人間観を前提にして確実に効果を生み出すことが、組織づくりにおいては極めて重要なのです。

　そこで本章では、組織づくりをするうえで踏まえておくべき人間の性

質について、代表的なことをお伝えします。

「怒り」とは自分と他人は違うことを忘れた結果である

　離職が起こる一番の原因は、人間関係だといわれています。人間関係が良くなければできる連携もしないので、業務の効率も上がらないばかりか、患者へのサービスも気の利かないものにしかなりません。そして、人間関係の問題の本質は、突き詰めれば「わかってもらえない」の一言に尽きます。

　自分の気持ちをわかってもらえれば、その相手は大切な存在になり、そこに人間関係の問題は生じようがないからです。一方、わかってもらえなければ、怒りが湧くものです。怒ったり、恨んだり、憎んだりすることも苦しいのですが、その感情は簡単には消せないものです。

　そこで、怒りをコントロールするテクニックがあるそうです。怒りの感情が湧いた時に、何を考え、どういう態度をとるのが良いのかがわかるようです。しかし、そんなテクニックを学ぶよりも、そもそも怒りが湧かないようにできれば、そのほうがより健康的でしょう。

　人は、相手に自分の気持ちをわかってもらえない時に、「なぜ、わかってもらえないのか」「なぜそんなことを言うのだ？」「どうしてそんなふうに考えるのだ？」とその都度驚き、怒りが湧き、苦しく感じるものです。

　しかし、よく考えてみてください。自分と他人とは、異なる時に、異なる場所で、異なる家庭に生まれ、異なる人生経験を何十年も経てきているのですから、同じ価値観になるはずがありません。つまり、考えてみれば「わかってもらえないのが当たり前」なのではないでしょうか。

　同じように、まったく異なる年齢、異なる国、異なる家系に生まれ育った人同士が、顔がそっくりだったらかえって気味が悪いくらいでしょう。つまり、他人同士ならば、顔が異なっているのが当たり前だと、わたしたちは知っているのです。そう考えてみれば、もし、そんな他人同

士なのに、同じ価値観だったら「奇跡だ」と心から喜べることでしょう。

「わかってもらえないのが当たり前」ということに気づけば、「なぜそんなことを言うのだ？」「どうしてそんなふうに考えるのだ？」とその都度驚き、苦しむ必要はなくなります。

むしろ、職員が、「そんな価値観もあるんだね」と、多様な価値観を柔軟に受け止められるほうが、より多くのより多彩な価値観が尊重され、安心できる職場となります。

人の心はわかりにくいが、よくわかる

「人の心はわかりにくい」といわれます。

しかし、人の心のすべてがわからないというわけではありません。心は、感情と思考で構成されており、実はわかりにくいのは、思考のほうなのです。そして、わたしたちを支配し、心の正体ともいえるのは感情のほうなのですが、さいわいその感情のほうが、極めてシンプルです。こうしてみると、人の心が大いにすっきりと見えてくるのです。

まず、「思考」とは、情報を記憶し加工する作用で、ちょうどパソコンのもっている機能と同じです。そして、人はそれぞれ、さまざまな体験を通じて情報を蓄積し、体験を通じて人それぞれに情報加工を学習していくので、おのずと、思考は人それぞれとなります。そのため、他人の思考は実に複雑でわかりにくいものとなってしまうのです。この思考という機能は、人が生まれてしばらくして物心がついてから始まり、高齢になると精度が低下していく傾向があります（図表2─4上段）。

一方、感情とは、欲求によって左右されて起こるシンプルなものです。そしてその欲求とは、選択欲求または承認欲求の2つしかありません。選択欲求とは物事を自分の選択した通りにしたいという欲求です。

承認欲求とは、人に自分を理解し受け入れてほしいという欲求です。これらの欲求が満たされそうなら心が明るくなり、妨げられそうなら心が暗くなります。感情とはこうしたシンプルな構造となっています。こ

図表２―４　思考と感情

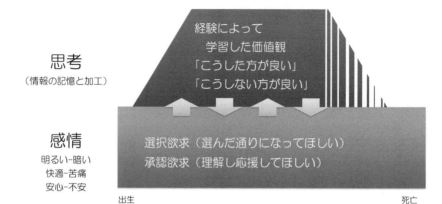

思考
（情報の記憶と加工）

経験によって
学習した価値観
「こうした方が良い」
「こうしない方が良い」

感情
明るい-暗い
快適-苦痛
安心-不安

選択欲求（選んだ通りになってほしい）
承認欲求（理解し応援してほしい）

出生　　　　　　　　　　　　　　　　　　　　　死亡

の感情は、生まれた瞬間から死ぬ瞬間まで、明暗・強弱の波はあっても、かた時もなくなることはなく、すべての人が常に抱いているものです（図表２―４下段）。

　患者の「あれはどういうことなのか！」というクレームに応じて、すぐその場で説明して、誤解が解けたにもかかわらず、患者は不満を訴え続けるということが珍しくないと思いますが、それは、患者は「思考では理解できたが、感情が収まっていない」ということです。

　患者は、「病院ならば、こうすべきだ」「ああするのが常識だ」とさまざまな主張をしますが、それは思考によって組み立てられた論理なので、その都度、患者の主張に合わせて対応しようとするとキリがありません。

　それよりも向き合うべきなのは感情です。つまり、本人の選択欲求と承認欲求にできる限り応えてあげることです。

　たとえば、「不公平じゃないか」と言って怒る患者は、本当の公平を求めているわけではありません。そもそも、すべての患者がそれぞれ事情も体質・体調・症状も異なるので、医療現場での完全な公平などないのです。職員の方々は、「公平にしなければいけない」と考える必要はありません。

　その時にその場でできるだけのことをして、その患者にきっちりと向き合っていることを見せることで、承認欲求を満たせば怒りが収束します。

　職場においても、相手の口から飛び出してくる論理を聞き、思考に向き合おうとすると複雑な交渉が必要になってしまうので、得策ではありません。なによりもまず相手の感情に目を向け、「この人は、自分で選択したいのだ」「この人は、相手に承認されたいのだ」と理解すれば、どう対応すれば良いかが、実にシンプルに見えてくるのです。これは、職員間の関係づくりにおいてもまったく同じことがいえます。

「心に寄り添う」と「同化」の違い

　医療現場では、しばしば「患者さんの心に寄り添いましょう」といわれています。しかし、心に寄り添うとはどういうことでしょうか？

　心に寄り添うとはどういうことかが説明されなければ、その実践を促すこともさらに強化することもできません。実際に現場の職員の方々が、日常の現場で、どれだけ、どのように患者の心に寄り添っているのかを測定することもできないからです。

　もし、「患者さんの身になって考えることだ」とすれば、職員の方々の間からは、「どこまでやればよいのか？」という疑問があがることでしょう。もし患者が生きる希望を持てなくなり「死にたい」と言った時に、患者の身になって同じように死にたくなっていたら、命がいくつあっても足りません。

　つまり、「心に寄り添う」ということは、「同化」することではありません。ではどういうことなのでしょうか？

　それが、「承認する」ということだと考えると答えが明らかになるでしょう。承認とは、言い換えれば、「無条件に理解し、できる範囲で応援する」ということです。相手が正しくても正しくなくても、能力があってもなくても、無条件に「そう思ったんだね」「そう感じたんだ

ね」と理解し、できる範囲で応援することです。そんな対応をしてもらえれば、相手は「わかろうとしてくれた」と感じることができるので、お互いの間に良い関係性が築かれます。

　人は生まれた瞬間から死ぬ瞬間まで、承認欲求を持っています。身体にとっての酸素と同じように、心にとっての承認は片時も欠くことのできないものではないでしょうか。

　したがって、職員同士が日頃から互いに承認し合うことができている職場ほど、健康的で心が明るく元気になる場はないでしょう。

自分も周囲も苦しめる自分の中の「こうあるべき」

　人は、お互いに理解したい・理解されたいと感情では思っているものですが、それを妨げるものがあります。それが、これまでの人生経験の中で身に付けてきた、たくさんの「こうするべき」という価値観です。さまざまに学習したことを、思考によって組み立てて出来上がっているため、この価値観は人それぞれです。

　たとえば、「会議でわからないことがあれば、誰かの立場が悪くなる恐れがあっても、その場で明らかにするべきだ。そのほうが、他の参加者にも状況がわかってよい」と考える人もいれば、「誰かの立場を悪くしてまで会議で追及するのはよくない。たとえ会議の進行が遅れるとしても、あとで時間をとって、個別に聞きにいくべきだ」と考える人もいるでしょう。

　双方に一理ありますが、問題なのは多くの人が自分にとっての「こうするべき」を人にも押し付けてしまうことで、関係性を壊してしまう傾向があるということです。相手も体験に基づく根拠があって主張していることなので、異なる価値観を押し付けられることは理不尽にほかなりません。特に経営者・管理職が自分の主張を通してしまい、部下の価値観を抑制してしまうことが起こりがちで、大いにモチベーションを損なってしまうことがあります。

　たとえば、「そんなの常識だ」「こうするのが筋だ」「当たり前だ」「ど
う考えてもこうなる」「普通はこうだ」といった表現があった時には、
価値観の押し付けが起きている恐れがあります。常識も当たり前も、そ
の人にとっての常識や当たり前でしかないからです。

　そんな時には、改めて、「自分と他人は違うものだ」ということを職
場で共有することをお勧めします。

　なお、職場に限らず、世の中の多くの人が自分なりの「こうすべき
だ」によって、自分自身を縛って苦しんでいます。大きなトラウマに
よって、過度に萎縮していることもあれば、小さな体験によって無駄に
自分を制御しているということも多々あります。

　たとえば、かつての上司から厳しく叩き込まれたやり方が、身体に染
みついていて、今の職場ではそこまでこだわる必要がないのに、頑なに
そのやり方をしているということはないでしょうか。そのことで、自分
自身も窮屈に感じていたり、自分が守っているのだからと部下にも押し
付けたりして、無駄に関係を悪くしている、ということもしばしば聞き
ます。

　このような、自分の「べき論」を押し付けず、他者の「べき論」を尊
重することが無理なくできることが、人間関係における摩擦を回避する
コツです。ただし、自分と異なる価値観を尊重するようになるには、習
慣的な会話を通じて慣れることが必要となります。

　HIT-Bitは、その機能を持ったコミュニケーションモデルです。毎日、
「どんな発言があっても、いったん聞く」という機会を設けるので、職
員が自然に、多様な価値観を受け止めることができるようになります。

成長欲求、貢献欲求、仕事のモチベーションは幻想である

　マネジメント論の中で、「人間には成長欲求がある」ということが書
かれていることがあります。「だから、適切な目標を与えて達成させれ
ば、部下は、さらに高い目標を目指したいと思うものだ」という主張に

つながります。

　あるいは、「人間には貢献欲求がある」と考えている人もいます。「だから、人の役に立つ役割をたくさん与えれば、部下は元気になるのだ」という主張につながります。

　さらに、「あの職員は、仕事のモチベーションがある。この職員は、ない」という言葉を聞くことがあるでしょう。そして、仕事のモチベーションの有無に応じて業務の振り分けを考えたり評価したりしているのではないでしょうか。

　しかし、成長意欲も貢献意欲も仕事のモチベーションも、旧来のトップダウン型マネジメントが生み出した幻想にすぎません。

　人は、成長したいと思うこともあれば、ゆっくり過ごしたいと思うこともあり、どちらかといえば後者のほうが根強い欲求なのではないでしょうか。また、部下が成長したいと思っているとしても、必ずしも経営者・管理職であるみなさんが「ここを伸ばしてほしい」と考えていることと同じ方向とは限りません。

　「仕事のモチベーション」という感情は、人間に生来的に備わっているものではありません。「もっと取り組みたい」というモチベーションが、スポーツや子育てに向かうことがあるのと同じように、たまたま仕事に向かうこともあるというだけです。その証拠に、その職員が配置換えになってまったく異なる業務を担当することになっても同じモチベーションで臨めるかといえば、そうではないでしょう。新たな業務が、やりがいや誇りや面白さを見出せないものであれば、たちまちモチベーションは消えてしまうのです。

　したがって、経営者・管理職は、「人には、成長意欲がある」「貢献意欲がある」「仕事のモチベーションを持っているはずだ」と人間を美化してはなりません。なぜなら、人間が意欲に満ちた素晴らしいものだという前提で考えると、組織を思うように改革することができないからです。

　たとえば、医療安全の分野でも、「人はミスをするもの。疲れれば、

ミスをする。目に入っているのに、違う人と認識してしまうこともある」という現実を認めたうえで、そんな人間でも絶対に事故を起こさないようにするため、危険物や個人情報といった「取扱注意」のものについては、扱う場所やタイミングを限定したり、一部の権限のある人しか扱えないようにしたりするなどして事故を未然に防ぐよう努められています。

このように、人間の限界を計算に入れて策を講じるほうが、理想論を前提にするよりも、科学的なアプローチでしょう。

組織づくりも、「人は前向きとは限らないもの」という現実を前提に考えるほうが、実効性のある施策を選ぶことができるはずです。

人の心は目に見えないので、かつてはマネジメントに理想論や精神論、美化された人間観が持ち込まれていた傾向がありました。これからは現実を直視して、客観的・科学的にマネジメントを設計していくことが必要となるでしょう。

相手に元気を与える「褒める」と、元気を奪う「褒める」

「職員を退職させないようにするためには、承認することが重要だ」と考えられています。実際、職場で一切承認されることがなく、工場の機械のように扱われていれば、職員はやりがいも誇りも感じることができず、まもなく心を病んでしまったり、退職してしまったりすることになるでしょう。

そこで、昨今は、承認していることをしっかりと示すため「職員を褒めるべきだ」といわれるようになりました。

しかし、管理職が「新入職員ほど離職しやすいので褒めたいところだが、できることが少ないので褒められるところがなくて困る」ということがありました。このように、ただ褒めればよいというものではないので、相手に元気を与える効果的な「褒める」と、相手の元気を奪ってし

図表2—5　評価と承認

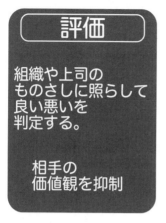

評価

組織や上司の
ものさしに照らして
良い悪いを
判定する。

相手の
価値観を抑制

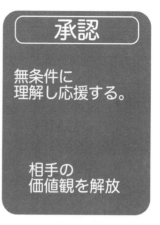

承認

無条件に
理解し応援する。

相手の
価値観を解放

まい逆効果となる「褒める」について伝えます（図表2—5）。

そもそも、褒めるには2種類あり、その1つが「評価」です。評価とは、組織や上司の価値観に照らして良い悪いを判断することです。これは、組織や上司からの「求めている価値観に合っているので、認める」という意思表示にほかなりません。そのため、評価された側は「今回は結果を出せたからよかったが、次も結果を出さなければならない」「失敗できない」というプレッシャーを伴うので、窮屈に感じることとなります。また、マイナス評価という言葉もあります。

もう一つの「褒める」が「承認」です。無条件にありのままを尊重するという意思表示です。承認された側が何らかのものさしに自分を合わせなければならないというプレッシャーがありません。優れていてもいなくても、やる気があってもなくても、そんなあなたを大切に思うというメッセージなので、こんなに勇気と元気を与えられることはありません。

「上司は自分を見てくれている」「自分の味方だ」と感じられるので、失敗を恐れずチャレンジできるようになります。

みなさんも、患者から「あなたは、注射が痛くないので好きだ」と言われた時よりも、失敗した時に「気にしないで」「良い看護師になると思う。応援しているよ」「あなたの声がする日は、安心して眠れる」と

いわれた時のほうが、嬉しくないでしょうか。

　技能を評価されるのは、技能が求められているということでしかありませんが、至らない自分を承認されるのは、自分を人として受け止めてもらえたと感じられるので、心に響くのです。このように、承認には相手にとてつもなく大きな元気と勇気を与える力があるのです。

　また、評価された時には、「また期待に応えなければならない」というプレッシャーと緊張感を伴いますが、承認された時には「いろいろと至らない自分を応援してもらった。なんとかその想いに報いたい」と心から応えたい気持ちが生まれ、目が輝くことでしょう。

　とはいえ、良い結果を出した時には、もちろん部下は褒めてほしいことでしょうから、しっかりと評価することが大切です。かといって、評価しかされなければ、組織や上司のものさしに合わせて働くことばかりを求められていることとなり、経営者・管理職がせっかく褒めているつもりでも部下にとっては息苦しいばかりになってしまうのです。

　したがって、良い結果が出た時にはしっかり評価することも大切ですが、それ以上に日頃から承認のメッセージを伝えることです。その結果、部下にとって「評価もされるが、それ以上に承認されている」と感じられる職場になることが重要です。参考に、評価する（結果を出したことを褒める）時に使われる言葉と承認する（結果にかかわらず理解し応援する）時に使われる言葉の対照表を挙げておきます。意識して承認用語を使ってみることをお勧めします（図表2―6）。

　もし、「人は評価されれば嬉しくなりもっと頑張るものだ」と考える経営者・管理職がいたら、それは昭和の時代の感覚にほかなりません。かつての日本は、終身雇用が当たり前だったので、会社での成功と人生の成功とがほぼ連動していたといえます。そのため、会社から評価されることに大きな価値があったのです。

　しかし、今の時代は会社にすべてを捧げようと考えている人は少なくなりました。なので、頼んでもいないのに評価されたり表彰されたりすることは、上から目線で価値観を押し付けられているように見えるとい

図表2－6　評価用語と承認用語

評価用語	承認用語
「よい出来だね」	「ありがとう」
「やればできるじゃないか」	「感激したわ」
「おめでとう」	「嬉しいな」
「優れてるね」	「刺激になったよ」
「よく身につけたね」	「大好き」
「みんな認めてるよ」	「憎めないなぁ」
「しっかりやってるね」	「頑張ったよね」
「それが得意なんだね」	「その姿勢は見習わないとな」
「たいへん喜ばしい傾向です」	「いつも頑張ってたよね」
「期待しています」	「そこが愛嬌だね」
「また頼むよ」	「応援してるよ」
「器用だね」	「面白いことを言うね」
「頼りにしているよ」	「大変だったね」
「センスがあるね」	「熱い人だね」

う人が、今は大多数を占めているようです。

　時代の変化とともに、経営者・管理職と部下職員との位置関係がこのように変化していることに気づかなければ離職を減らしたり、モチベーションを向上したりすることはできません。

　人間の本質や性質を正確にとらえなければ、人のモチベーションを上げて組織の生産性を高めることはできません。

　ここで述べた人間観に関する視点は、あくまで代表的なものを挙げた一部に過ぎません。しかし、いかに昭和の時代に培ったトップダウン型の組織に都合の良い人間観が、今のわが国の企業や病院などの組織においても根強く残っているかが垣間見えたのではないでしょうか。これからも、ついうっかり、自分の常識を押し付けようとしたり、表彰をして部下のやる気を出させようとしたりしてしまうかもしれません。

　しかし、自律進化組織をつくるためには、まずは経営者・管理職が、意図的に、自分の中の日常の思考の習慣を切り替えていくことが必要です。

第3部

自律進化組織をつくる方程式

第1章　自律進化組織の現場ではこんなことが起きている

　自律進化組織となれば、必然的に職員の力がいかんなく発揮され、組織の生産性が最大化することはイメージできることでしょう。風通しの良い職場になれば、さまざまな意見が飛び交い、これまでになかった取り組みが始まるはずだということは想像にやすいはずです。

　では、実際にどんなことが起こるのか？　その事例を紹介します。

　ただし、みなさんの現場でも長い歴史の中ではここに挙げた事例に似たようなケースがなくはなかったかもしれません。重要なのは、そうした良い事例を現場から意図的・作為的に引き出すことができて、初めてマネジメントといえるということです。要するに、「一部の意識の高い職員がたまたまその時実践した」というものはマネジメントの成果とはいえません。「あの職員がいたころは、よくみんなを誘って取り組んでくれていた」「彼が良いムードメーカーで、みんなを巻き込んでいたのだが」といった話をよく聞きますが、それは属人的な能力に助けられているだけであり、ムードが下火になった時に、経営者・管理職が盛り返すこともできません。これでは、組織づくりをしているとはいえないでしょう。

　自律進化組織をつくるマネジメントとは、良い事例を現場が生み出す体質をつくることであり、さらに質の高い事例を生み出したり、事例が生まれる頻度を高めたり、より多くの職員が良い事例を生み出すよう、組織体質をコントロールするということなのです。

　HIT-Bit を活用すれば、風通しの良さや自律進化度を測定し、人事評価に反映することができるので、良い事例の質を上げたり数を増やしたり、より多くの職員がその当事者になるようコントロールすることが可能となります。

　以下に挙げるエピソードは、いずれも、それぞれの組織の経営者・管理職が、意図的・作為的に自律進化が起こる組織体質を築いた結果、現場から生まれた自律進化の事例です。なお、1日5分のミーティングの中で決まったことばかりではありません。HIT-Bit で飛び出した発言をきっかけに、その後みんなで話し合い、取り組んだ事例もたくさんあります。

　「まず、話してみる」その機会を意図的に設けることの意味合いがわかることと思います。

［ケース1］　面識のなかった病院とクリニックが協力した「最期の食事」

　この市立病院（兵庫県）では、すでに自律進化組織づくりに取り組まれていて、職員の間に何でも話し合える関係性が醸成されていました。

　そんなある時、緩和ケア病棟に一人の男性患者が入院してきました。その男性患者が「近所の歯科医院で歯型をとったことが気になる」と言ったのを看護師は聞き逃しませんでした。その言葉は「歯型をとって義歯を作成してもらっている。その義歯を使って食事をしたい」ということを意味していたのでしょう。その看護師は、さっそく、その日のHIT-Bit で患者の願いをみんなと共有しました。

　すると、「お互いに、できる範囲で協力しよう」というマインドが醸成されていたため、みんながさまざまな考えや意見を出して話し合ってくれました。「体力的に、外出はまず無理」「もし外出許可をもらってかかりつけの歯科医院に行くとしても、台風が過ぎてからでなければ難しいだろう」「それまで体力が持つかどうか」「やはり安全が第一だ」「しかし、患者さんは馴染みの歯科医師に会いたいらしく、その気持ちも気になる」などの意見が飛び交いました。もとより、男性患者は緩和病棟に急遽入院するほどの容態なので、簡単に外出できるような体調でもなく、事態は困難であることは明らかでした。

写真3―1

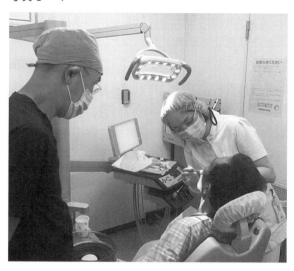

　ところが、この病院の歯科口腔外科の歯科医師が「ならば、そのかかりつけの歯科医師に来てもらって、うちの歯科口腔外科の施設設備を使ってもらったらどうか」と提案してくれたのです。制度面やリスク管理などの面からクリアしなければならないハードルがたくさんあり、常識的には「それはできない」と早々に結論するのが普通でしょう。しかし、こうした意見が飛び出したのは、「まず話し合い、決めるのは後」という組織風土がつくられていたからにほかなりません。

　この病院の誰一人として会ったことのないかかりつけの歯科医師に職員が連絡をして、事情を話して依頼したところ、かかりつけの歯科医師は快諾し、病院に訪ねてきてくれたのです。そして、病院の歯科口腔外科で治療と義歯の調整をしてくれました。

　その結果、男性患者は新しい義歯で食事を摂ることができ、また親しい歯科医師とも会うことができてとても喜ばれました。

　男性患者は、その12日後に亡くなりましたが、家族からは「本人の最期に、病院としてできるだけのことをしていただいた」とたいそう喜ばれたとのことです。

　自律進化組織においては、必要ならどこへでも訪ね、誰とでも相談することに抵抗はありません。話してみてから決めればよいからです。とはいえ、市立病院と開業歯科医院という法人の枠を超えて一人の患者のために協力するということは、なかなか類例がないでしょう。販売や製造などの商業ビジネスにおいてさえ、法人を超えて協力して一人の顧客に貢献するといったことはほぼ聞いたことはないのではないでしょうか。こうしたことが起こるのが自律進化の力です。

　みなさんの現場でも、指示命令によらずに法人の枠を超えて協力して、これまでにない取り組みをするということが現場から飛び出してくるようになることが可能です。

［ケース２］　新入職員のアイディアで始まった勉強会

　ある病院（福岡県）の栄養科では、毎月20分間のミーティングを行っていました。ある時、配膳ミスが起こりかけ、ヒヤリ・ハットについての情報共有がなされました。すると、一人の新入職員から「自分たちが、患者の病態をもっとよく理解すれば、配膳ミスが起きそうになった時にも、気づくことができると思う。病態についてもっとみんなで学べないか」という意見が上がりました。

　そこで、科長は「毎月の20分間のミーティングのうち、２分を使って勉強会をするのはどうか」と相談しました。結果、その新入職員は喜んで賛同し、その２分のために資料を作って配り、毎月２分間の病態勉強会を開くことになりました。

　すると、その様子を見た別の若手職員から、今度は「わたしたちは食事を提供しているのだから、調理をするにあたって献立について理解をもっと深めたい」という意見が上がりました。

　科長は、この提案に対しても「２分を使って勉強会をするのはどうか」と相談しました。この若手職員も、毎回の限られた時間に楽しくみんなが学べるようさまざまなテーマを取り上げ、勉強会を開くようにな

写真3—2

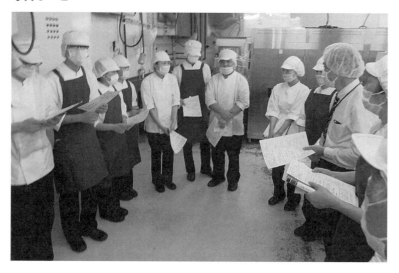

りました。

　まさに自律的に進化するチームとなっていったのです。

　栄養科ではますます職員のモチベーションが上がり、みんなで業務や時間のやりくりに務めた結果、ついに全職員が交代で病棟巡回をすることができました。患者と接することでさらにやりがいと誇りを感じることができ、職員は感激するとともに、さらにモチベーションが高まったといいます。

　勉強会であれ、病棟巡回であれ、経営者・管理職から指示されてしまうと途端にやる気は消沈してしまうものです。そうなると、実践したとしてもパフォーマンスは上がらず、上司と部下の関係性も良くないものになってしまいます。

　逆に、現場の職員が指示されることなく、みずから気づき考え行動することは必然的に良いパフォーマンスを生み出します。しかも、部下の問題意識を上司が応援することで、関係性が良くなります。

　このような、部下の自主的な問題意識や自発的な取り組みが、指示命令することなく現場から生まれるよう組織体質をつくることをお勧めし

ます。

■［ケース3］　手作りのアルバムで見送る退院の朝

　ある病院（宮崎県）でのこと。ある日、事故に遭って意識不明となった高齢男性が救急車で運び込まれてきました。生活保護を受けていて、長年近隣で暮らしていた古馴染みの患者でした。治療の甲斐あって、しばらくして意識を取り戻し、やがて徐々に体力も回復し始めました。

　そんなある時、一人の青年が病院を訪ねてきました。彼は20年も会っていないという男性の息子で、今は関西に住んでいるとのことでした。そして、「自分が父の面倒を見る」と言うのです。もちろん退院できる状態ではありませんから、息子が無理なく訪ねられる関西圏の病院を探し、転院することになります。各部署の職員が協力して引き続き治療とリハビリテーションが続けられる一方、転院の手続きも進められました。

　そのような中で、職員たちの間から「患者さんはきっと大きな不安を抱えているに違いない」という話が出ました。身体がどこまで回復するのかという不安はもちろん、関西の転院先の病院に新たにお世話になる不安、永年会っていなかった息子のもとで暮らすことへの不安、たとえ退院しても住み慣れない関西で過ごすことになる不安など、患者の心情を思うと察するに余りあります。しかし、職員が関西まで付いていくことはできません。

　そこで、職員たちが考えたのは、患者への励ましのメッセージを渡して見送ることでした。治療の様子、リハビリテーションの様子、病棟で多くの看護職員に囲まれている場面などの写真を撮影し、アルバムに収めていきます。退院日が近づき、栄養科は退院を祝う特別メニューを提供しました。そんな記念の「お祝膳」の写真もアルバムに入れられました。さらに、職員たちの手書きのメッセージのほか、職員がわざわざ院外で撮影してきた患者の住み慣れた近郊の風景写真も収められ、まるで1冊の卒業アルバムが出来上がりました。

写真3―3

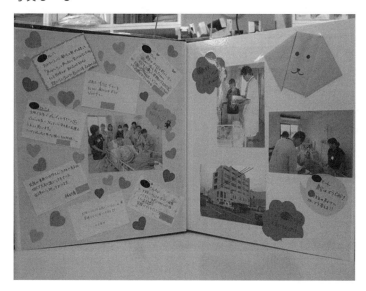

　退院の日にアルバムは患者に渡され、それは感動的な場面となったそうです。

　もちろん、すべての患者に同じだけの費用や労力や時間をかけることはできません。その意味では、一見、不公平になると思われるかもしれません。しかし、患者もわたしたちも、サービスを受ける時に気にかかるのは、「できるはずのことをやってくれているか」でしょう。ほとんどの場合、クレームが生じるのは「できるはずのことをやってくれない」とサービスを受ける側が感じた時です。したがって、医療機関においては、患者対応も、できる時には大いにやればよく、できない時にはできないなりにやれば、ほぼクレームは生じないものです。

　また、できるだけのことをして、患者から喜ばれることは、職員にとっては大きなやりがいとなるのです。離職を減らしたいなら、この事例のようにプライスレスな体験ができる職場にすること、それに尽きます。では、具体的には何から始めればよいか？　とりも直さずこのエピソードも、言いたいことが言える組織体質が築かれたから生まれたというこ

とが事実です。

［ケース４］ 「辞めたい」がピタリと止まり職員の紹介から入職へ

　あるデイサービス（鹿児島県）の事例です。同施設は従業員が８名ほどであるにもかかわらず、それまで職員が次々と退職し、その数は、半年の間に９名にも上りました。毎月、オーナーが同席する全体会議でも、職員からの意見が出ることはなく、管理責任者が一人で話をするばかりでした。そのため、管理責任者自身も、毎月やってくる全体会議が不安で仕方なかったといいます。

　ところが、自律進化組織を目指して HIT-Bit を始めたところ、ほどなく職員たちからの発言が見られるようになりました。今では、全体会議は、職員たちからさまざまな意見が上がるようになり、職員の提案で新しい取り組みが始まったり、新たなアイディアが業務改善に生かされたりすることが当たり前になっています。

　同時に、職員からの「辞めたい」という離職の意思表示がピタリとなくなりました。１日５分のミーティングを開始してからの２年間で、離職は腰を痛めたなどの身体的理由の２名だけで、職場や仕事に対する不満を理由とした離職した職員はまったくありませんでした。風通しの良い、働きやすい職場になったからだと考えられます。

　というのもその証拠に、その２年の間で新たに入職した３名の職員はいずれも在職している職員からの紹介で入職しているのです。そのうちの１名は看護師です。この採用難の中、在職者からの紹介で新たな人材が入職したということは、在職者にとって自分の職場が心から知人に勧められる存在となっているからにほかなりません。

　みなさんの現場で、在職者からの紹介で入職する人が、どれだけいるでしょうか？　またそれをどのように、意図的に拡大していくことができるでしょうか？

写真3—4

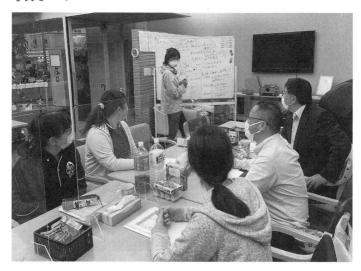

　ひとくちに「職場を活性化する」「コミュニケーションをとる」と
いっても、具体的に、いつどうすればよいのか？が明らかにならなけれ
ば行動できません。まして、関係性を変えるには継続的に取り組むこと
が必要となります。多忙な現場で、いつ、どのように、対話をし、関係
性を変えればいいのか、という具体的な方法が提示されなければ、ただ
「できるだけ、こうしましょう」「このように意識することが大切です」
と学んでも、実践するには要領のよさが必要となります。実際に導入す
るならば、簡単で継続しやすいシンプルなコミュニケーションモデルで
あることが必要でしょう。

［ケース5］ 「忙しいからできない」から「なんとかで きないか」へ

　ある病院（宮崎県）の看護部門のケースです。ある病棟で、HIT-Bit
を開始したところ、まもなく意見を言いやすい雰囲気が生まれました。
　「言った人がやらされるということがない」「言っても変わらないこと

写真3―5

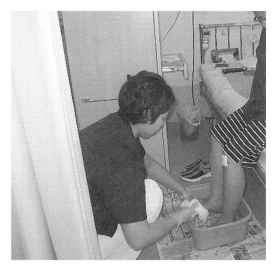

でも、言うのは自由」というように、まさに「どんなことでも話し合えるチーム」となったことで、職員から、かねてから気にかかっていたことについて、さまざまな問題提起が上がるようになりました。その中に、「ギプスを装着されている患者さんやご高齢の患者さんで、前屈することが困難な方の足の爪切りや足浴が出来ていない」という意見がありました。

　この発言をきっかけに、病棟で「なぜ、そうなってしまったのか？」を忌憚なく話しあいました。看護師から、「平日は検査やオペ出し、入院対応などに追われて時間に余裕がない」「そのため、気づいていながらも、なかなか実践に至らず、就業時間が過ぎてしまう」などの指摘の声が上がりました。すると、「日曜日の朝は比較的、業務が落ち着いている」「早出シフトの職員が、患者さんに声がけをして、必要な患者さんにだけ爪切りや足浴をするなら、実践できるかもしれない」「ためしに実施してみてはどうか」と話が進みました。

　職員は気にかかっていただけに早速実施してみたところ、患者からはたいへん喜ばれたそうです。そして、何より、病棟の職員みんなが「話

し合って良かった」「やって良かった」と感じ、モチベーションが高まったとのことです。

　多忙な現場では、みんなが「うすうす気にかかっているが、ついそのままになっている」ということが多々あります。そうしたことが、しばしば、業務の精度を落としていたり、効率を下げていたり、さらには職員のモチベーションを損なっています。みなさんの現場にも、そうした、視界に入っているのにみんなが見過ごしている課題がないとはいえないのではないでしょうか。

　そして、そうした課題を俎上に載せ、解消するためには「どんなに小さなことでも話せる関係性」が職員間になければなりません。さもなければ、「そんなことを言っても意味がない」「そんな話をする必要があるのか」と改善につながる話し合いや行動を拒絶されてしまうからです。

　反対に、どんなに小さなことでも話せる関係性ができた現場では、これまでになかった勢いでさまざまな問題提起や改善提案が飛び出すようになります。そして最大の特徴は、そうしている職員たちが、目を輝かせ楽しく日々に臨んでいるということです。

　どこの組織においても、多忙な現場では、経営者・管理職から指示・命令したことが、職員に負担を感じさせてしまうことがあります。そのため、上司が遠慮したり、部下が拒絶反応を示したりするなど、しばしば改善の妨げになっている例が多々あります。ということは、あらゆる改善は、現場職員みずからが気づくことに端を発し、自主的に考え話し合い実践されることが、最も職員のモチベーションを高め、効果的に成果を生み出すということです。

　自律進化組織づくりとは、まさに、職員がみずから気づき考え話し合い実践することを、意図的・作為的に引き出すことにほかなりません。

［ケース6］　帰宅後、夜中でも同僚と情報交換したい職場

　これは、職員数20名ほどの訪問看護ステーション（東京都）の事例です。

　ご存知の通り、訪問看護ステーションは毎朝、それぞれに出勤してきた職員が各自、準備が整い次第、自転車やクルマなどで訪問先へと出動していき、夕方にはすべての訪問先での業務が終わり次第、三々五々、ステーションに戻り、事務作業と翌日の準備や確認が済んだ人からどんどん退勤します。お昼時にステーションの近くにいればステーションに戻って食事をとることもありますが、たいていは外出先の外食店や移動用の車の中で食べることになります。

　要するに、職員同士が顔を合わせていろいろと話し合う機会がほとんどないということです。にもかかわらず、一人で患者の住まいを訪ねて業務をこなす責任を負っており、結果的に、職員一人ひとりの仕事が密室化してしまうのです。また同時に、各職員同士のコミュニケーションを設けなければ、各職員が孤立して、仕事のやりがいや訪問看護ステーションのポリシーを見失いかねません。

　こうしてみれば、最も各職員の情報を共有したほうがよい業態の一つであることは明らかでしょう。同時に、職員同士のコミュニケーションを設計することが最も必要な業態でもあることがおわかりでしょう。

　そこで、この訪問看護ステーションでも HIT-Bit を導入しました。夕方、職員が帰社する時間帯で、最も人数が多い時に、時間をとるようにしました。

　ところが、まもなく新型コロナ・パンデミックが始まり、集まることをできるだけ避けることが必要になりました。そこで、この訪問看護ステーションでは、クラウド上にみんなが書き込めるシートをつくり、リモートでコミュニケーションをとる形に切り替えました。まもなく、職員が、言いたいこと・聞きたいこと・聞いてほしいことなどを気兼ねな

写真3−6

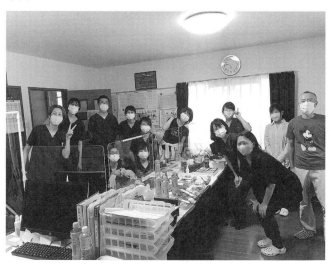

く自由に書き込むようになりました。

　このシステムがあることで、新しく訪問看護に携わるようになった職員が、現場でわからないことを質問すると、すぐに先輩看護師からの回答が得られるというメリットもあります。このように業務の相談ができるようになると、まもなく、訪問看護に対する考え方についての対話やプライベートな話題なども交わされるようになりました。

　この訪問看護ステーションでも、HIT-Bit を始めて以来、夫の転勤に伴い退職した一人を除いては、離職者はありません。

　ワークシートは、いつ誰がログインしたか・書き込んだかが管理者にはわかるようになっています。そして、この訪問看護ステーションの管理責任者によれば、各職員が最もアクセスしている「ゴールデンタイムは、夜の10時から11時」だとのことです。職員は、帰宅した後、家族の夕食を済ませたり、子供を風呂に入れて寝かしつけたりしてから、スマートフォンでこのシステムにアクセスするのだそうです。そこで、今日あったことや、思いを書き込んだり、仲間の書き込みを読んで返信したりしているのです。

　一般的に、ワーク・ライフ・バランスが語られる場合、それは「仕事の時間と分けて、プライベートな時間を設けてリフレッシュするべき」という考え方を意味しています。それは、「仕事の話題や同僚との対話が負担をもたらす」という認識が前提となっているからです。しかし、それは、「仕事の話題や同僚との対話が負担をもたらす職場だから」にほかなりません。たいていの場合、職員はスマートフォンを持たされることにも抵抗を示す傾向があります。世の中でも、「プライベートな時間に、なぜ好き好んで職場のシステムにアクセスするのか」と思う人のほうが圧倒的に多いでしょう。

　この訪問看護ステーションのように、職場や職員間の関係が良好であれば、「仕事の話題や同僚との対話が活力をもたらす」ということを、これほど端的に実証した例は、ほかにないのではないでしょうか。

　なお、ワークシートには、職員間の普段の会話が入力されるため、職員同士の風通しの良い関係性が一目瞭然となっています。そのため、この訪問看護ステーションでは、新たな職員が入職するとすぐにワークシートへの書き込みを促しているため、驚くほど、職場に馴染むのが早くなったといいます。日ごろ、直接会うことが難しいにもかかわらず、1カ月もすると、新入職員本人もワークシートに遠慮なく書き込むようになり、また既存の職員もみんなで歓迎するムードを共有しているとのことです。

　離職が起こりにくいのも頷けることでしょう。

［ケース7］　リハビリテーションを頑張る姿を色紙で労う

　九州の民間医療法人が運営する介護老人保健施設（福岡県）でのこと。
　年の瀬の迫るある日、一人の理学療法士が女性利用者に対するリハビリテーションをしていると、その利用者が「お正月には一時帰宅する予定」といって実家に帰り家族と会えることをとても楽しみにしているこ

写真3—7

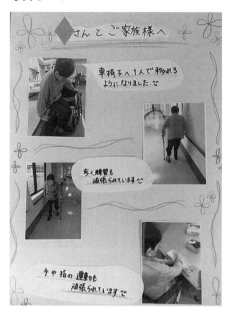

　とを知りました。正月には、次男夫婦が住んでいる実家に隣県に住む長男夫婦と東京から三男夫婦が集まることになっているとのことでした。孫やひ孫を含めた大勢に囲まれて賑やかに過ごすお正月になると嬉しそうに言っていたのです。

　そこで、理学療法士は利用者のリハビリテーションに勤しんでいる様子の写真を撮り、色紙にしてプレゼントすることを思い立ちました。

　というのも、その利用者は4年前に脳梗塞を発症し、あちこちの病院を転々としたあと、3年前にこの介護老人保健施設に入所したのです。当初は、リクライニング車イスで入所され、端座位になることも困難で、ADLは全介助の状態でした。

　それが、今では右手で手すりにつかまりつつも左手で一本杖をつきながら歩行訓練ができるまでに回復していました。そうなるまでに、利用者がどれほどの努力をしてこられたでしょうか。理学療法士は、利用者の計り知れない苦労も家族に伝えたいと思ったのでしょう。

　色紙を作って渡したいという思いを理学療法士がHIT-Bitで打ち明けたところ、他の職員も賛同してくれたそうです。中には、「自分も担当しているご利用者のために何かできることはないか、探してみたい」という人もいたそうです。

　かくして、写真やメッセージを添え、パウチ加工した手作りの色紙が出来上がりました。

　いよいよ一時帰宅されるという直前に、理学療法士が色紙を渡すと、利用者はたいそう喜んだそうです。

　年が明けて施設に戻ってこられた利用者は、理学療法士にお正月を実家で過ごした時の話を嬉しそうに話してくれたそうです。「息子や孫、ひ孫も集まっているところで、みんなに色紙を見てもらいました。みんなが、『こんなにできるようになったんだね』『まさか歩く練習をしているなんて思いもしなかった』と大喜びしてくれました。長男の嫁は、写真を見て泣いて喜んでくれたのです。小学校に上がったばかりのひ孫は、『おばあちゃんがこんなに頑張っているなら、僕も小学校で頑張る』と言ってくれて、胸がいっぱいになりました。本当にありがとうございました。この色紙を宝物にします」。

　言うまでもなく、色紙を作って渡しても介護報酬にはつながりません。しかし、利用者にとってはかけがえのないお正月になったことでしょう。理学療法士自身にとっても、お金では買えない体験となったそうです。一流ホテルや有名テーマパークのホスピタリティ研修を何十回受講するよりも、1回のこのような体験のほうがはるかに心に響きます。

　職員の「もっと患者さん・ご利用者のためにできることをしたい」という素朴な価値観を解放することが、いかに患者・利用者にも職員自身にも大きな財産を与えてくれるかわかるでしょう。

　みずから気づき、思うように行動し、その結果、患者・利用者からも喜ばれる。そんなことが当たり前にできるのが自律進化組織です。離職が激減するのも必然的なことだとわかるでしょう。

［ケース8］　次々に生まれる新しい患者サービスのアイディア

　その健診センター（東京都）は大規模健康保険組合の直営で、オープンして以来7年間、毎日、数百人が受診に訪れる企業健診を専門としています。高層インテリジェンスビルの2階と3階を健診センターが占有しており、受付が2階にある構造です。

　事務課のうち、受付・誘導・案内などを担当するフロア担当グループで、HIT-Bitを始めました。すると、まもなく職員が「もっと意見を言ってもいいのだ」と感じ始め、それまで話題にならなかったものの、実はみんなが気にかかっていたということが話し合われるようになりました。その結果、次々と問題提起と改善提案が上がり、実践されるようになりました。

　そのうちの一つは、一人の若手女性職員の意見でした。「白杖をついて歩かれる視覚障害のある方や車イスの方はご自身でエレベーターや階段を使って2階に来られます。わたしたちは、そのような受診者様が来所されていることを、受付に来られて初めて知ることになります。それでは、医療機関としては、あまりにも不親切だと思います」との意見でした。とはいえ、2階の受付からは1階の様子は見えません。

　そこで、別の職員が言いました。「では、1階の総合案内に座っているコンシェルジュ・スタッフに依頼して、視覚障害のある方や車イスの方がいらした時には、内線で受付に連絡をしてもらうのはどうでしょう？」という提案です。連絡をもらったら、受付職員のうちの一人が1階まで迎えに行き、2階受付へとアテンドできるというわけです。

　そこで、問題提起した職員とコンシェルジュ・スタッフに協力してもらうことを提案した職員が2人で、1階の総合案内へ行き相談したところ、快諾してもらうことができました。総合案内のコンシェルジュ・スタッフは厳密には他社との業務委託となっていたため、職員同士の相談だけで業務範囲を変更することはできないという建前でしたが、コン

シェルジュ・スタッフとしても「案内だけでは退屈で作業があったほうがいい」という事情があったために、むしろ喜んで引き受けてくれたそうです。

　なんでも話し合える環境をつくることで、実は変えたほうが良いが、そのままになっている課題が、職員の言葉となって顕在化し、改善されてゆきました。オープンして以来7年間、職員たちがいくどとなく気づいていたにもかかわらず、話に出ることのなかった小さな気がかりが、毎日のHIT-Bitによっておのずと浮かび上がったのでした。

　たとえ接遇研修で「目配り、気配り、心配りが大事」などと教わっても、それが日常の思考習慣となり、改善が生まれなければ意味がありません。また、改善習慣が現場に根づかなければ向上し続ける組織にはなりません。

　その改善習慣を現場に根づかせるのが、自律進化組織づくりです。

　どこの医療機関でも、歴史を遡れば、ここに挙げたような事例はなくはないでしょう。ただし、それが、組織体質づくりによって生まれたものかどうかが重要です。「今後、いつ、どのような事例が現場から生まれるか」を読めないのであれば、それはマネジメントではありません。

　新たな問題提起や改善提案、実践、良い成果が現場から生まれ続ける組織体質を意図的につくり、そうした事例の質や頻度をさらに向上し続けることができるよう、自律進化型のマネジメントを実践されることをお勧めします。

第2章　自律進化組織が実現するための3つの前提条件

　指示・命令をしなくても、現場職員がみずから気づき、考え話し合い、改善し続ける自律進化の組織体質を実現するにはどうすればよいのでしょうか？

　指示命令が当たり前の時代の常識からは絶対に自律進化組織は生まれません。これまでの常識を覆したところにしか、新しい組織文化は生まれないのです。そこで、自律進化組織を実現するためには、決して外すことのできない絶対条件をお伝えします。

　これまでは組織づくりといえば、「どのように職員を教育するか」「そのためには、どのような研修を行えばよいか」「さらにそれを徹底するためにはどのように意識づけをすればよいか」を考えるもの、と思われてきたのではないでしょうか。

　しかし、教育・研修・意識づけが、ことごとく経営者・管理職の価値観を部下に押し付ける IN-Put 型のマネジメントであることは明らかでしょう。こうしたトップダウンの発想は、自律進化体質とは逆の指示命令体質を助長する考え方にほかなりません。

　自律進化組織をつくるということは、こうした「教育・研修・意識づけ」といった価値観の押し付けを徹底して排除する取り組みであると言っても過言ではありません。

前提条件 1　職員の価値観を解放する OUT-Put 型マネジメント ～IN-Put 型（教育・指導・管理）からの決別～

　昭和の高度経済成長期は安定の時代でした。そのため、どうすれば組織が成長できるか？の答えは社内にあり、もしわからないことがあれば

図表３−１　自律進化組織づくりの３原則

教育(IN-Put) ➡ 解放(OUT-Put)

研修(時々) ➡ 体質(毎日)

意識づけ・精神論 ➡ 客観的な定量評価

部下は「上司や先輩に聞くこと」とされていました。「わからないことがあったのに、なぜ聞かないのだ？」と注意された経験がある人も多いのではないでしょうか。そんな時代背景のもとでは、組織の中でコミュニケーションといえば、トップダウンによって、経営者・管理職がその価値観や情報を部下に IN-Put することを指していたといってもいいでしょう。

　ところが、令和に入り激変の時代になり、何が起こるか、どう対処すればいいかの答えが、組織の中にあるとは限らない時代になりました。となれば、もしわからないことがあれば部下はインターネットで調べたり、SNS で外部のコミュニティにつながったり、もしくはみずからコミュニティを主催するなどして院外から情報を収集することが当たり前にできなければなりません。さらに昨今では、生成 AI を活用するということも考えられます。そうして、外部から得た情報を各職員が持ち寄って、最適解を導き出す全員参加の総力経営がいよいよ必要となったのではないでしょうか。したがって、これからの社会や組織においては、コミュニケーションといえば、ボトムアップによって、上司部下の別なく、その価値観や情報を忌憚なく OUT-Put することと考えるほうが最善策を合理的に導き出すことにつながるでしょう。

　そもそも、自律進化組織とは、職員一人ひとりの思いや考えを引き出す組織ということにほかなりません。職員が、それぞれが異なる価値観

を持っているからこそ、新たな課題に気づいたり、新たな対応策を思いついたりして、それが組織に柔軟性や俊敏な対応能力をもたらしてくれるのです。

したがって、これからのような激変の時代を迎えるにあたっては、組織がトップダウンで、経営者・管理職の価値観を職員に IN-Put する体質ではなく、その反対にボトムアップで職員の価値観を自由に気兼ねなく OUT-Put できる体質であることが必然的に必要となります。つまり、自律進化組織を作る上では、経営者・管理職からの IN-Put は最小限にし、職員からの OUT-Put を最大限にすることが鉄則となるのです。

なお、経営者・管理職が、「立場に上下はない。対等だ」と思っていても、部下はそうは思っていません。部下には同じレベルで責任をとることはできないからです。

このことからも、経営者・管理職は、思い切り部下の価値観を OUT-Put させるために、部下の前ではできる限り存在感を希薄にすることが必要となります。そのためにも、できる限り自分の価値観を IN-Put することを避けるほうがよいのです。

前提
条件 2 **日常の中で習慣化する持続的コミュニケーション
〜一過性施策（研修・合宿・イベント）からの決別〜**

しばしば経営者・管理職からは、「研修の効果が持続しなくて困っている」ということを聞きます。そもそも、「研修で組織が変わる」というのは幻想です。手術の方法を学んだ医師が必ずしもその通りに手術をできるでしょうか。また、その結果、必ず患者が改善するでしょうか。その保証があるとはほぼいえないでしょう。しかし、世の中の多くの企業組織は、研修を行ったことで社員が学んだ通りに行動できるようになり、成果を出せるようになったと考えてしまう傾向があるようです。

そもそも、組織が変わるということは一時的な出来事ではありません。その変化がその後も持続して初めて「あれ以来、変わった」という

　ことができるのです。人についても同じことがいえます。一時的に言動が変わっても、周囲から変わったと認められることはありません。その後も、同じような言動が続く様子を見て、初めて「あの人は変わった」と認められるのではないでしょうか。このように考えると、組織を変えるには研修では限界があることがわかるでしょう。

　また、研修を受けている数時間によって、それより圧倒的に多い研修以外の日常の時間をガラッと変えることは困難でしょう。

　あるいは、半期または通期に一度の研究発表を義務付けたとしても、発表会までの数カ月だけ発表係を割り当てられた職員だけが準備と発表にかかりきりになるということがよくあります。本来ならすべての職員が常にそのテーマへの意識を持ち行動することを目的としているにもかかわらず、現実はごく一部の職員だけがごく限られた期間だけ義務的に取り組んでいる、ということになっている様子が見受けられます。これでは、そのテーマが組織の日常の現場に浸透しているとはいえません。

　したがって、組織体質を変えるには身体の体質を変えるのと同じで、一時的に大きな取り組みを行う外科的・西洋医学的アプローチよりも、小さなルーティンを継続的に行う内科的・東洋医学的アプローチでなければなりません。

　組織改革のプログラムを選択する時に、イベント的でアピーリングな外科的・西洋医学的アプローチか、地道なことを根気よく続ける内科的・東洋医学的アプローチか、を確認することが重要です。

前提条件3　組織体質を客観的事実で定量評価 〜主観と精神論によるマネジメントからの決別〜

　どんな取り組みも、進捗を測定できなければ持続することはできません。たとえば、接遇向上やリーダーシップ研修などを想定してもよいでしょう。

　新たな施策を導入しようとなれば、現場も最初は取り組んでくれるで

しょう。しかし、翌年も、その翌年も取り組むように指示すれば、現場からはたいてい「いったい、いつまでやればいいのですか？」という声が上がってくるものです。「毎年、もっとやれと言われるが、わたしたちなりに取り組んでいる」「取り組み始めたころよりは、ずいぶん良くなっているはずです」といった不満です。これは言い換えれば、上司に対する「取り組みがまだ足りないと思うのは、あなたの主観でしょう」という意味です。「まだ足りない」という上司と「良くなっている」と思う部下との、主観同士の応酬です。客観的に測定するものさしがなく、主観同士が水掛け論をすれば、お互いの関係が悪くなることは火を見るより明らかです。

その結果、上司の指示の通りに現場が従うということになっても、不本意なので決して良い結果をもたらすことはありません。上司が押し切れなければ現場での取り組みはそれ以上進むことはありません。

したがって、いかなる施策を運用する場合でも、必ずその進捗状況を測定し、定量評価できる仕組みがなければなりません。なお、職員に対するアンケートは職員自身の「すでに取り組んでいる」「十分に取り組んでいる」「かなり良くなった」などの主観を引き出すだけとなるので、正確な測定ができるとはいえません。

みなさんが何らかの施策を導入する場合には、コンサルタントに「どのように客観的に進捗状況を測定するのか？」確認することが重要です。もし、適切な回答がなければその施策は現場が何年にもわたって持続的に取り組むことはできないものだということです。

第4部

7カ月で自律進化組織をつくる 「HIT-Bit」

　HIT-Bit は、職員が自然体で発言するよう促すことを通じて、何でも話し合える関係性をつくるためのコミュニケーションモデルです。1 日 5 分、部署の職員で集まって、一人一言ずつ発言するだけという極めてシンプルな手法です。

　シンプルなだけに、職員がどんな気持ちであれ、とりあえず始めさせることはできる傾向があります。しかし、毎日続けるとなれば、負担を感じるようになった職員が抜けていくことにもなりかねません。継続し、自律進化が生まれるようになるためには、開始の時点で職員が、「HIT-Bit を続けていこう」と思って始めることが重要となります。

　また、HIT-Bit が楽しい時間であり、しかも意味のある時間だと感じられなければ続きません。そのため、準備や進め方が周到であればあるほど、HIT-Bit が効果的に自律進化を引き出してくれます。したがって、見切り発車で始めることはお勧めしていません。

1日5分のコミュニケーションモデル「HIT-Bit」

　HIT-Bitは、毎日、一言ずつ発言するコミュニケーションモデルです。もちろん、仕事と関係ない発言もあれば、前向きでない発言もあり、話題も多岐にわたります。その発言のすべてが、有益というわけではありません。むしろ、日々、感じたり考えたりしているのは「あの掲示物はわかりにくかった」「この作業、もっと短縮できないか」「大事なことなのに、なぜみんなの関心が低いのか」などなど、愚痴とも不満ともつかないようなことも多いのではないでしょうか。HIT-Bitによって、発言する機会が毎日めぐってくることで、こうした言葉が飛び交うようになります。しかし、これらも改善の端緒となる有意義な問題提起にほかなりません。

　さらには、やがて「ちょっと変えてみよう」「みんなでやってみよう」などといった発言も飛び交うようになり、これは改善提案といえるでしょう。

　このように毎日発言することで、仮に、一人の職員が週に1回だけ、改善につながる発言をするとすれば、一人の職員は、1年間で52件の改善につながる発言をしてくれることになります。もし、みなさんの現場における職員が100人いれば、1年間で実に5,200件の改善につながる発言が飛び出す計算になります（図表4-1）。重複するものや実現不可能なものもたくさんあるでしょう。そこで、実践されたことが半分だったとしても、年間2,600件の大小さまざまな改善が現場で生まれているということです。今のみなさんの現場がこの1年で実現した改善はいくつ挙げられるでしょうか？

　日々発言することを通じて、みなさんの組織がこのような文字通りの「変わることが当たり前」のアグレッシブな組織になります。他のどこ

図表4－1　一人毎週1つで年間52件、100人毎週1つなら年間5,200件

問題提起や改善提案を、意図的に引き出すと…

1人が毎週1つ
あげれば

1年間で
52個の改善

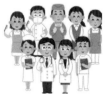
100人が毎週1つ
あげれば
1年間で
5,200個の改善

よりも生産性の高い、しかも職員のやりがいの大きい組織になっているのではないでしょうか。

HIT-Bit の概略

　HIT-Bit の条件は、以下の数点だけです（図表4－2）。
1．毎日行う
2．原則、一人一言
3．原則、自由参加
　職員同士が話しやすい関係を作ることが目的なので、お互いに傷つけたり不快にさせたりするだけの発言はおのずとしないことになりますが、それ以外は何を話しても構いません。
　なお、できればこうしたほうが望ましいということが何点かあります。たとえば、
・できれば終礼時に行うのが理想
　後に業務が控えているよりは、何も予定がないほうがお互いの価値観を受け止められるからです。嬉しかった、悔しかったといった感情を共

図表4－2　HIT-Bit の方法

➤毎日行うのが理想

➤一人一言

➤原則として自由参加

➤終礼時に行うのが理想

有するには、気ぜわしくない状況のほうが適しています。

・できれば、10名弱で行うのが理想

　人数が多いと5分で収まらず、誰がどんな発言をしたかが印象に残りにくくなってしまうからです。多少は、よかったねとか、素晴らしい！などのリアクションを交わし合うほうが、楽しい時間になります。HIT-Bit が和やかに行われている時には、しばしば拍手や笑い声が聞こえてくることもあります。

・できれば、立ったままで輪になって行うのが理想

　迅速・簡潔に行うには、立ったままのほうが効率良く、お互いの表情が見える状態で対話するためには、輪になって行うほうが良いからです。

　なお、HIT-Bit は記録を残すことになりますが、開始当初は、毎日実施することに馴れることに専念してよいでしょう。

◤ HIT-Bit の機能①
コミュニケーションを習慣化する機能

　しばしば、「今回のミスは、コミュニケーション不足が原因だった」「コミュニケーションをとるようにしよう」などといわれますが、心がけるとか、意識するといったことは、バランスよく継続することが難しいものです。いつのまにか、「このところ、コミュニケーションをとれ

ていなかった」ということになりやすく、またそういう時に限ってまたミスが起こったりするものです。

　そこで、どんなに忙しくても一定のコミュニケーションをとることを習慣にしてしまうことが必要となります。その点、HIT-Bit は「毎日、何時ごろ、いつもの場所で5分だけ」と定常化することによって、コミュニケーションを、確実に日常の中で持続することが可能となります。実施する時間帯が決まっていれば、各職員が業務を調整して参加することができるので、風化することもありません。

HIT-Bit の機能②
自己開示を習慣化する機能

　コミュニケーションをとるといっても、業務連絡や伝達事項のコミュニケーションしかなければ、そこは担当するタスクをこなすだけの職場となってしまいます。実際、自分の本心を打ち明けることに抵抗がある人は少なくないということも事実です。

　本心を打ち明けることに不安を覚える人や慣れていない人もいます。そういう人も、結果的に「自分を出せる場はなかった」「楽しくなかった」と感じれば、モチベーションが下がってしまい、離職を考えるようになってしまうことがあります。しかし、そうならないように、上手に自分をコントロールする人は稀です。

　そこで、病院組織が意図的に本心を打ち明けやすい職場環境をつくることが必要となります。そのための場が、1日5分の HIT-Bit です。また、その場を毎日設けることが職員に「職場では本心を打ち明けるものだ」という感覚を持たせることになります。

　自己開示することが習慣化することによって、まさに「言いたいことが何でも言える」職場環境を実現できるのです。

HIT-Bit の機能③
承認を習慣化する機能

　自律進化組織になるということは、職員一人ひとりの考えや思いを尊重することが前提となっています。一人の人間として尊重しているからこそ、その一人ひとりの力をいかんなく発揮する自律進化組織になることを目指せるのです。

　つまり職員の発言を、お互いに尊重して聞くことができる組織でなければなりません。それは、良いか悪いか、必要か不要か、緊急性があるかないか、利益になるか損失になるか、成功する保証があるかないか、そして、自分が賛成か反対かなどの判断を一切交えずに、相手の言葉を受け止めるということです。

　ただし、多くの日本人は、自分と異なる意見を持つ相手を尊重するということが苦手です。そのため、昨今、多様性の時代といわれるようになっても、いまだにその多様性をどのように受け止めればよいのかわからずにいる人も少なくありません。しかし、それでは、相手に寄り添うことも、相手の価値観を解放させることもできません。そのままでは、「言いたいことが言えてやりたいことがやれる」環境、すなわち心理的安全性を職場で築くことはできないということです。

　「心理的安全性」を単なる絵に描いた餅ではなく、職場の日常の言動に浸透させるためには、まずは、職員一人ひとりが、相手の考えや思いを尊重して受け止めること、つまり、承認することを習慣にすることが必要となります。

　HIT-Bit には、参加することによって、毎日、一人ひとりが言いたいことを言い、互いに尊重しながら聞くことを通じて、常に相手を承認する思考を習慣化する機能があります。

HIT-Bit の機能④
自己発掘を習慣化する機能

　人は目の前のことに追われて、どうしても近視眼的になる傾向があります。そのため、いつか成し遂げたいと思っていた夢があっても、「お金がない」「時間がない」「仕事があるから」「家族がいるから」といった理由で、諦めてしまっていることがあります。そればかりか、そんな夢を持っていたことさえ忘れてしまっている人すらいます。そして、夢を忘れた人は、目の輝きを失い、制約された色褪せた人生を送っているのです。ワクワク・ドキドキを忘れた人は、のびのびと行動することも、目を輝かせて何かに熱中することもないので、思いがけないパフォーマンスを実現することもありません。職員がそのような状態になっている職場においては、職員自身も幸せとはいえず組織の生産性も上がりません。

　そのため、どこの職場であっても、職員の「本当はこういうことをしたかった」という本心を発掘することが大切です。本心に蓋をして、だましだまし働く人たちの集団が素晴らしい成果を上げられるはずがないからです。

　その点 HIT-Bit は、職員にとっては、毎日「何か、言いたいことがあるでしょう？」と聞かれる場でもあり、同時に、「自分の心の奥底に、何か言いたいことがあったのではないか？」と自己発掘を促される機会でもあります。

　このように毎日、「自分が本当に言いたいことややりたいことは何か」と、常に自問自答することを促されれば、自己発掘が進み、「実は、もっとこういうことをしたかった！」という強いモチベーションが呼び覚まされることにつながります。そんな目を輝かせる職員ばかりの組織となれば、できるとは思えなかったような施策や常識では思いつかないような取り組みが実現するでしょう。

　HIT-Bit を実施することによって、想定外のことが起こることを想定

して組織体質をつくることが可能となります。

HIT-Bit の機能⑤
導入(事前準備)～実装～永続化(人事評価連動)

　HIT-Bit には、さまざまな機能、幅広い効果があります。人には大きな可能性があるように、職員の力を引き出せば組織にはとてつもない可能性が広がるのです。

　そんな HIT-Bit の効果を最大限に引き出すためには、HIT-Bit そのものだけではなく、事前の準備と事後の施策が極めて重要になります(図表4—3)。たとえ神の手と呼ばれる医師の手術でも、患者の体調や気持ちが整っていなければ、手術は大きなダメージになるでしょう。また、術後のケアが悪ければ感染症に罹患したり、その後、長く後遺症に悩んだりすることになりかねません。みなさんも、手術の術前の準備や予後のケアに関心がない病院では、手術を受ける気にはならないのではないでしょうか。

　同じように、もしも、研修や合宿や施策などを提案するコンサルタントが、事前の準備や事後の施策に関心がなかったとすれば、それは本当にみなさんの組織を良くすることに関心がないと考えてよいでしょう。

　したがって、HIT-Bit によって自律進化組織をつくるためには、導入段階、実装段階、永続化段階の3段階を経て進めることとなります。

▶導入段階 (事前準備)

　いかなる取り組みも、職員が「ぜひ導入したい」と思って進めるほど、効果が大きくなります。逆に、職員の間に、「必要なのか?」「何のためか?」といった猜疑心や拒否反応があるままで進めることは、概して効果が上がりません。特に組織体質を変えるということは、つまるところ職員一人ひとりの思考習慣を変えていくことであり、職員自身が前向きでなければ、一歩も進まないのです。

図表4—3　導入（事前準備）〜実装〜永続化（人事評価連動）

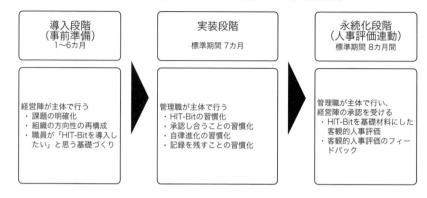

導入段階 （事前準備） 1〜6カ月	実装段階 標準期間 7カ月	永続化段階 （人事評価連動） 標準期間 8カ月間
経営陣が主体で行う ・課題の明確化 ・組織の方向性の再構成 ・職員が「HIT-Bitを導入したい」と思う基礎づくり	管理職が主体で行う ・HIT-Bitの習慣化 ・承認し合うことの習慣化 ・自律進化の習慣化 ・記録を残すことの習慣化	管理職が主体で行い、経営陣の承認を受ける ・HIT-Bitを基礎材料にした客観的人事評価 ・客観的人事評価のフィードバック

　そのため、事前準備段階では、職員が「組織体質を変えたい」「そのためには何をすればよいのか？」と考えるカルチャーを醸成することに注力します。

　この準備段階を周到に進めるほど、HIT-Bit というコミュニケーションモデルを紹介した時に、現場が歓迎し、積極的に取り入れようとします。HIT-Bit が成功するか失敗するかは、この段階で決まるといっても過言ではありません。

▶実装段階

　HIT-Bit という1日5分のコミュニケーションを各現場で行うことになっても、丁寧に進める必要があります。

　実施することになっても、参加したがらない、参加しても発言に慣れていない、愚痴や不満を言おうとする、人の発言を非難するなど、さまざまなパターンが現れます。また、なかなかその時間が盛り上がらない、盛り上がるわりに有益な話にならない、などのケースもあります。

　「本当に職員一人ひとりの目が輝き、これまでにない自律進化が生まれるのか？」と、誰も訪れたことのない世界に、本当に辿り着けるのかどうか不安を抱くのは当然です。その不安が、「忙しいのにまだ続けるのか？」「もっとベッドサイドに時間を割くべきではないか」といった

言葉となって現れてくることがあります。その際に、明確に答えられる人がいなければ、「では、回数を減らそう」「しばらくやめよう」といって立ち消えになりかねません。

これでは、自律も進化もやりがいも誇りも生まれません。離職の傾向に歯止めをかけることもできません。

人は、どんなに簡単なことでも続けることが大の苦手です。また、作業に目が向き、目的を見失うそそっかしい一面を持っているのも人間です。なので、わずか1日5分、言いたいことを言うという、これほどシンプルなコミュニケーションモデルでさえ、続けるとなれば、途中で「まだやるのか？」「なぜ続けるのか？」と言い出す人が出てくることは意外ではありません。

しかし、そうしたそれぞれの段階に応じた傾向に合わせて対策を講じて進めれば、確実に風通しが良くなり、経営者・管理職が驚くようなこれまでにない発言や行動がいくつも飛び出してくるのもこの実装段階です。

リッツ・カールトン・ホテルやディズニー・ワールドの接遇エピソードのようなドラマチックで感動的な場面がみなさんの現場で生まれるようになるのもこの段階です。

▶永続化段階（人事評価連動）

さまざまな新たな取り組みが現場から生まれるようになったとしても、その量や質を維持・向上し、さらなる自律進化をコントロールできなければ、マネジメントとはいえません。管理職が交替し、その他の職員が入れ替われば、徐々にカルチャーも変化します。

「うちは、よその病院よりも良いのだから、これ以上やる必要はないだろう」といった消極的な声が上がるのも無理のないことなのです。組織の体質が永続するための仕組みが組み込まれていなければ、組織体質づくりとはいえません。なぜなら、永続しなければ「あのころは、みんなで取り組んだ」という過去の一時的なイベントで終わってしまうから

です。

　では、どのようにして自律進化の組織体質を永続させるか？　それは、人事評価に連動させることです。みずから気づき考え話し合い行動したことを、適正に人事評価に反映し、自律進化を生み出すことを病院組織として大いに歓迎しているのだという価値観を、報酬においても意思表示することとなるからです。

　反対に、どんなに「こういうことを期待している」と公言していても、報酬にまったく反映されなければ、職員は「やるだけ損」「その時間と手間を、人事評価につながることに注いだほうが得だ」と考えることになります。

　「自律進化は、やりがいや誇りといった精神的な報酬を得られるだけでなく、病院組織からも待遇面で報酬をもたらされる」となって、職員は「この病院の自律進化組織への取り組みは、真剣だ」と確信できるでしょう。そうなれば、経営者・管理職が入れ替わろうと、新たな職員が入ってこようと、自律進化の組織体質は、永遠に持続するようになります。

　将来のいかなる場面でも変わることなく、現場職員がみずから気づき考え行動することで、ほかに例を見ないやりがいと誇りに満ちた病院組織であり続けていることでしょう。このようにして、自律進化組織体質を永続化するのです。

第2章 HIT-Bit の導入（事前段階）

● 事前準備を誤ると二度と導入できない

　HIT-Bit は、職員が楽しく実施することが、効果を生み出す必要条件です。楽しくなければ、良い意見も、自分の本音も、口にする気になれないからです。したがって、HIT-Bit を実施するかどうか以前に、より多くの職員が「今以上に、自分で気づき考え行動する組織にしたい」「指示命令に従うだけの組織を脱却したい」「みんなで話したいことを話せる職場にしたい」と考えるようにすることが必要です。

　なにごとも、気が向かない職員に強制しても、良い効果は得られません。また、気が向かないことを強制する上司と強制される部下との関係は悪くなることは明らかでしょう。

　逆に、「なんとかして変えたい」という強い思いを抱いている職員は、促さなくてもみずから効果的に行動します。上司が指導・管理をしなくても、目的を達成するでしょう。

　そうなれば、上司は、求めに応じて職員本人をバックアップするだけで良いのです。そのため、上司と部下の関係はむしろ良くなります。HIT-Bit も例外ではありません。何よりも重要なのは、より多くの職員が、「ぜひ HIT-Bit を導入したい」と望むようにすることです。逆に、その機が熟していないのに、「とにかく毎日5分のミーティングをしろ」「言いたいことを言え」と指示しても、決して良い時間にはならず、まもなくやめることになるでしょう。HIT-Bit が、一人ひとりが言いたいことを言う機会である以上、参加者が「言いたい」と思わなければ、成立しません。言いたいどころか参加したいとも思わない職員が集まっても楽しい時間にならないことは目に見えているのです。

　くれぐれも、この「より多くの職員が HIT-Bit を導入したいと思うようにする」ステップに力を注ぐことをお勧めします。

● 経営トップの揺るがない信念を言語化する

　組織改革とは、職員の意識改革でもあり、職員がその改革に賛同して前向きに取り組まなければ、決して成し遂げられません。したがって、誰になにをさせるか？　といったアクションを決めることよりも、まず、職員が「賛同して前向きに取り組みたい」と思えることが何よりも重要となります。

　では、どうすれば職員が前向きに取り組むようになるのか？　そのための第一の要件は、「経営トップが、揺るがない信念を言語化し、発信し続けること」です。

　実は、職員は経営トップの一貫性を見ているのです。「一貫しているかどうか、だけを見ている」といってもいいでしょう。なぜなら、経営トップが、常に信念を口にし、それが長年、揺るがず、その信念に沿った言動がいくらかなりとも評価報酬に反映しているならば、部下職員は、「経営トップのこの信念は本物だ」と感じます。そして、「この職場で働いている以上、その信念に沿って行動するほうが得だ」と理解することになるので、職員は観念して前向きに取り組もうと思うようになるのです。

　経営トップの信念が、自分の信念と合致するものであれば、こんなにやりがいを持てる職場はありません。職員は、心から力を尽くすので、これまでになく成長したり思いがけない活躍を遂げたりすることにもつながります。

　反対に、経営トップのいうことがコロコロ変わる現場では、職員は真剣に取り組むことができません。せっかく一生懸命に取り組んでも、経営トップの関心が移り変わってしまうかもしれないからです。新たな施策を打ち出しても、現場は「また何かが始まった」「真に受けて取り組

んでも、報われない」と本気で取り合おうとしなくなってしまいます。職員が懐疑的であれば、新たに打ち出す信念や施策がどんなに素晴らしいものであっても、実現されることはないのです。

　そのため、いかなる施策を打ち出すにしても、最も重要なのは、経営トップが揺るぎない信念を持ち続けることなのです。

　したがって、導入段階においては、経営トップの信念の言語化から始まることが多々あります。

［ケース１］　「誰をコアメンバーに入れるか？」の間違い

　HIT-Bit を導入する場合、各部署ではそれぞれの管理職がプロモーターになって実施していくことになります。その際、病院組織全体の取り組みをサポートするためのコアメンバーチームを編成することがあります。いわば、組織開発推進のプロジェクトチームです。

　ある病院で、HIT-Bit を導入することになった際、「コア・チームを編成したほうがよい」ということになりました。そこで、院長および事務長から上がったのが「それなら、すでにある業務改革委員会がうってつけだ」という意見でした。たしかに、最も合理的のように思われ、そのように決まりました。

　ところが、業務改革委員会が開かれた場でそのことが伝えられると、委員から「自分は各部署の棚卸しを取りまとめているので余裕がない」「自分は来年度に向けてシステムの業者選定をしたいので余裕がない」などの声が早速上がったのです。こうした委員は、臨時の打ち合わせや現場とのミーティングなどが必要になる場合においても、あまりかかわろうとしません。組織全体で取り組もうという時にも、「他の業務で忙しいので」とブレーキをかけるようなことばかりを言います。

　このように、積極的に参加する意思のない人がコアチームにいると、本来ならばできるはずのことも行われなくなってしまい、最大限の効果を引き出すことはできません。

　また、別の病院でも、「組織改革のコアチームは役員会だ」という話になったのですが、やはり役員の中には「ほかに取り組みたいことがある」とか「仕事以外のことで忙しく組織改革どころではない」という人がいて、役員会には出席するものの組織改革の件については常に消極的な発言をしたのです。

　この病院では、こまやかなフォローができず、残念ながら各部署から自律進化が起こるところまでは至りませんでした。

　どんな施策に取り組む時にも重要なのは、かかわる人を「役職や立場で選んではならない」ということです。その役職や立場にある人が必ずそのテーマに関心を持っているとは限らないからです。むしろ、そのテーマに関する問題意識を持ち、みずから行動する意欲のある人が役職や立場によらずかかわるようにしたほうが消極的な意見が出ず、不可能と思われることにもチャレンジングに取り組むため、目的を達成することが可能となるのです。

［ケース2］　「1日5分のミーティングを」に現場からの猛反発で導入を断念

　以前、透析クリニックを拠点展開するある医療法人の理事長から「HIT-Bitを導入したいので、打ち合わせに来てほしい」と依頼をいただきました。

　その理事長は、あるセミナーでHIT-Bitの話を聞き関心を持ってくださっていたのでした。法人本部に伺うと、「彼に話してあるから、相談して進めてほしい」と幹部職員を紹介されました。その幹部職員は「最も忙しい拠点が、最も困っているので、最も忙しい拠点の院長と事務長に話をしてある。まずは訪問して具体的な進め方について打ち合わせをしたい」とのこと。

　そして早速、日を改めてその拠点を訪ねてみると、院長も事務長も「それどころじゃない」「うちの拠点では無理だ」と消極的な反応で、打

ち合わせになるどころか立ち話だけで帰ってくることとなりました。

　理事長から幹部職員へ、さらに現場の院長・事務長へと打てば響くという言葉のごとくに話が伝えられていることは素晴らしいことでした。しかし、いかなる施策も伝わり方を誤れば進むはずの話も進まなくなります。トップダウンが当たり前の組織においてはスピード重視が効果的ですが、反対に現場で働く職員の意思が大きく作用することがらについては、話の進め方が極めて重要なのです。

　理事長も幹部職員も現場のためによかれと思って導入を進めようとしたのですが、その後、何度か幹部職員から院長・事務長に説明をしたものの「あの件は、この間返事をした通り。無理」と拒まれたそうです。

　いかなる施策も、現場職員が「導入したい」と思えるように進めていくことが何よりも重要です。むしろ、そうなれば導入した後、大いに効果が上がるということはどんな施策についてもいえることです。

［ケース３］　管理職一人ひとりの気持ちを尊重しなければ自律にならない

　各部署において、HIT-Bit の実践やその内容をリードするのはそれぞれの管理職となります。したがって、管理職一人ひとりが HIT-Bit に対して前向きに取り組むことが、HIT-Bit が効果的に運用されるために必要となります。

　したがって自律進化組織研究所では、HIT-Bit を導入する場合には管理職の方々と個別に面談を行うこともあります。病院によっては、経営者が「管理職を集めて説明会をする」といった形をとろうとすることがありますが、それはまさにトップダウンの手法です。その進め方を見た管理職が「これからボトムアップ型の自律進化組織をつくることを期待されている」とは思えないでしょう。むしろ、管理職一人ひとりとの面談を通じて、それぞれの価値観を聞いたうえで自律進化組織を実現するための相談をすることによって、管理職が大いに希望を持つことができ

るようになります。多くの管理職にとって、自分のチームが「指示命令をしなくても、部下がみずから気づき考え話し合い改善し続けるチーム」になることは、極めて望ましいことだからです。

　経営層から「HIT-Bit を実施してほしい」と伝えるのではなく、管理職の方から「HIT-Bit を実施したい」と望まれるという場面を設けることが管理職自身の「自分がやりたいからやるのだ」という行動へのコミットメントになるのです。

　なお、管理職の気持ちを尊重する以上、「どうしてもやりたくない」という意見も尊重することになります。その場合、強制することはありませんが、数カ月後には他の部署がさまざまな改善を生み出すようになった時に、実施しなかった管理職は他のチームとの活力の差を痛感することとなります。

［ケース4］　HIT-Bit を先行した部署が病院全体をリード

　ある病院（北海道）では、自律進化組織づくりについての勉強会をスタートしました。何回かの学びを通じて参加者が「自律進化組織になったほうが良い」「良い方法はないのか？」と考えるようになることを意図した勉強会でした。そうして、マインドが高まったところで、数カ月後に病院全体を対象とした HIT-Bit の説明会を経て、実装に入るためです。

　勉強会は、自由参加でしたが、関心のある管理職が集まり、回を重ねていきました。徐々に、「自律進化できる組織にしたほうが、管理職も楽に生産性を上げることができる」ということが認識されるようになったころ、参加していた管理職のうちの何人かが相談があると申し出てきました。

　「HIT-Bit の目的も方法もおおよそわかった。今のうちの病院にとって大切な取り組みだと思う。全体で HIT-Bit を開始するのを待たずに、自分たちの部署だけでも HIT-Bit を先に始められないか？」「うちの部

署も、早く始めてみたい」と 2 つの部署からの申し出でした。HIT-Bit を開始する前に、まさに自律的に進化しようという動きが早くも起きたのです。

　その 2 部署は、先行して HIT-Bit を始めることになりました。みずから HIT-Bit に取り組んだだけあって、思いのほか、部署内におけるいろいろな改善が飛び出しました。

　病院全体を対象とした説明会が行われた際には、この 2 部署は先行して行った 2 カ月弱の間に、それぞれの現場から生まれた改善事例を発表してくれました。その発表によって、他の多くの部署が、「HIT-Bit を実施するとこうなるのか」と大いに安心し、自信を持って前向きに導入することになったことは言うまでもないでしょう。

　さらに、一方の部署ではもともと普段から看護部門全体の教育研修を企画する部署でもあったこともあり、各部署を巡回し応援して回りたいという意見が上がりました。実際、病院全体で HIT-Bit が始まってからは、看護部門の多くの部署を回って HIT-Bit の運用の相談にのってくれました。その後も、その 2 部署が自律進化の組織づくりを大いに牽引してくれたのでした。

　なお、「より良く変えたい」という問題意識のある職員や、理解のある部署があったからこそ生まれたことに間違いありません。自律進化の組織体質をつくるということは、職員の中に内在している「より良くしよう」という価値観を解放することに他ならないので、必然的に経営者・管理職が予想もしなかったような新たな取り組みが飛び出す、刺激的な展開になるのです。

自律進化度診断シート「1 カ月でいくつの進化があったか？」

　準備段階の勉強会においては、各部署の管理職が「激変の時代には、常に変化することが必要」「変わることが当たり前の組織にならなけれ

ば生き残れない」ということを振り返る機会を設けます。しかし、多くの管理職が、「そんなことを言われなくても、普段から、何かあれば自分たちで話し合って改善している」と言います。

　ただし、よく聞いてみると、それはたいてい「変えなければ、ミスが続いてしまいそう」「変えなければ、またクレームを寄せられそう」「変えなければ、自分たちの負担が減らない」といった動機であることが多いのです。これは、現場に不満があるので、不満のない状態へ戻そうという改善です。つまり、改善といっても、不合格なものを合格ラインに戻すための「是正」に分類されるものといえます。そして、仕事である以上は、不合格のままにしておくことは望ましくありません。つまり、是正という改善は仕事の一部であり、することが当たり前のことに過ぎません。

　病院が期待する改善とは、すでに合格ラインに達しているけれど、さらに良くするという改善です。この改善は進化です。職員が「何かあれば自分たちで話し合って改善している」という場合には、ミスやクレーム、過大な負担など、まさに何かがあった時にしている改善なので、是正であることがわかります。反対に「何も不具合はなく、合格ラインに達している。けれど、もっと良くするために変える」というように、何もないのに行う改善が進化なのです。

　そこで、自律進化組織研究所では、クライアントの管理職の方々から「そんなことを言われなくても、普段から何かあれば自分たちで話し合って改善している」という声があった時には、アンケートを行うようにしています。それが、自律進化度診断シートです（図表４―４）。

　直近の１カ月間を振り返り、自分の部署で、「是正の改善がいくつあったか？　そして、進化の改善がいくつあったか？」を回答してもらいます。想像しやすいと思いますが、すぐに５件も書き出せる人は、ほとんどいません。まして、不具合もないのにより良くするための進化があったと回答できる人は稀です。

　変わることが当たり前の組織にならなければ生き残れない時代におい

図表4－4　自律進化度診断シート

自律進化度　診断シート

この　ヶ月間で、自分の部署で、どのような進化や是正、またはそれにつながる動きがありましたか？　（いま進行中・協議中のものも含めて）

部署名	スタッフ数	役職名	氏名

	いつ	誰が	内容	スコア
進化 いま問題はないが、いままで以上によりよくなるようにすること。				
是正 このままではミス・ロス・クレーム・負荷が減らないので、それを回避しようとすること。				

進化	是正
／人	／人

©自律進化組織研究所

て、ほとんど変化がない部署なのか、常に変化することが当たり前の部署なのか、がこのシートではっきりと浮き彫りになります。

　みなさんの現場は、是正と進化をいくつ挙げることができるでしょうか？　つまり、変化することが当たり前の組織になっているでしょうか？　それとも、基本的に変化しない硬直した組織でしょうか？

HIT-Bit の実装

　自律進化組織をつくるということは、職員がみずからより良い組織づくりをすることを前提としています。職員一人ひとりが、より良くしようと思うからこそ、その意見を尊重し、互いの自己開示を促すことが病院組織がより良くなることにつながるのです。職員を自治能力のある一人の人間として信頼するということでもあります。

　経営者・管理職は、そうした人間観を持つことで、徹底して職員の価値観を解放することが可能となるのです。そのためのコミュニケーションモデルが、HIT-Bit です。

自由参加なのに、みんなが参加する

　1日5分だけのミーティングとはいえ、「みんなが参加するのか？」と疑問に感じる人もいるでしょう。もちろん、人間を相手にすることで、絶対ということはありません。中には参加したがらない人もいます。

　そうなると、「どうやってそんな職員を参加させればよいのか？」と考えてしまう管理職が多々います。

　自律進化組織においては、施策に前向きではない人や施策に否定的な人を「どうにかして矯正する」という考えはありません。矯正に力をいれることは、経営者・管理職にとっても本人にとってもエネルギーロスでしかないからです。それ以上に重要な理由は、双方の関係が悪くなるからです。実践したくないという本人と、実践させようとする経営者・管理職の価値観が衝突することは、モチベーションを損なうだけで良いことがないのです。

　ではどうするか？

　HIT-Bit に限ったことではありませんが、このような場合には、賛同する人たちがのびのびと実践するのです。組織にとって良いことだから導入された施策なので、必ず何らかの収穫が得られます。遅かれ早かれ、実践している人たちの間からは「業務改善ができた」「患者さんから喜ばれた」「連携先から感謝された」「自分たちが楽になった」「楽しかった」などの良い結果が上がってくることになります。経営者・管理職は、その成功事例の情報を、ひたすら組織全体に拡散するのです。そうすると、実践していなかった職員も「羨ましい」「楽しそう」「実践しないのが損だ」と感じるようになるので、おのずと実践し始めることになるのです。

　そして、この「良い事例の拡散」は、実践しない人がいても、いなくても行う自律進化組織の基本原理です。そして、この基本原理を実践していれば、理論的には「どうやって実践しない人を変えられるか？」といった個別具体的な問題に悩む必要はなくなっていくことになります。本質的な取り組みを徹底していくことが、さまざまな派生的な課題に煩わされることがなくなる方法なのです。

■ いつも非協力的なベテラン職員も参加する

　新たな施策を導入するにあたって、管理職から、時々受ける相談があります。それは、典型的な悩みの一つで、「日ごろから非協力的なベテラン職員がいる。今回も協力してくれないのではないか」というものです。

　協力しないだけならまだしも、「その場の空気を壊すような発言をするのではないか」と懸念される場合もあります。

　このようなことが心配される職員がいる場合には、前もって相談をしておくようにします。「外部環境の変化が激しい時代には、みんなが思っていることをまず出し合い、それからどうするかを決めなければならない。それが当たり前にできるチームになれるかどうかは、ベテラン職員

であるあなたの取り組み方にかかっていると思う。ぜひ力を貸してもらえないか？」と。嘘いつわりなく、本当のことなので、管理職は心からこのように話すことができるでしょう。

そしてベテラン職員の方も、このように頼まれて嫌な気がすることはないでしょう。頼りにされて、「ひとつ力になってやろう」と思えば、一転して場の空気を良くするために力を発揮してくれます。万一、気が向かなかったとしても、このやりとりをしたことが「協力してくれないことは残念だが、責めて組織改革にとってマイナスになることだけは差し控えてもらいたい」という牽制になります。

［ケース1］　管理職の不安

HIT-Bit の具体的な方法を聞いた管理職は「対話をしなければ互いの関係性は変わらない。しかも、それが毎日のルーティンでなければ、心理的安全性が醸成されることもない。したがって、なんでも話せる組織にするためには、毎日のコミュニケーションモデルが必要だ」ということを理論的には理解します。

しかし、これまで体験したことのない取り組みである以上、「本当にうまくいくのだろうか？」という不安を抱くことが珍しくありません。

そのため、みなさんもさまざまな疑問が浮かぶのではないでしょうか。これまで受けた質問をもとに、それぞれの疑問に対する簡単な回答を示しておきます。

▶部下が参加しなかったら？

参加を強制すれば、HIT-Bit が楽しい良い時間にはならないので、かえって職員同士の関係性が悪くなってしまいます。さりとて、「参加しない職員がいたらどうするのか？」と質問されることがしばしばあります。

自律進化組織研究所では、開いてみたら誰も参加しなかったというこ

とがないようにするために、何よりも最初に管理職に HIT-Bit の賛同者を2人以上見つけることを依頼しています。すると、管理職と賛同者2人が揃えば、どんなに参加者が少なくとも3人で HIT-Bit を始めることができます。そしてその3人が毎日、楽しそうに HIT-Bit をしていればその他の職員も関心を持つようになるからです。

　また、そこで発言したことがきっかけになり、仲間から応援されたり協力され、新たな取り組みが始まったり、良い成果が生まれるといったことが起これば、それまで参加していなかった職員も「HIT-Bit には参加しておいたほうが得かもしれない」「面白そう」と感じて、参加するようになります。

▶部下が発言しなかったら？

　同じく「参加しても、発言しない職員がいたらどうするのか？」という質問もよくあります。実際「ある部下は、参加はするものの、なかなか発言してくれない」と相談されたこともあります。

　参加するのに発言しない理由は、職員本人が「HIT-Bit は必要なことだと理解しているが、本当に発言しても大丈夫だろうか？」という不安を抱えているということです。

　HIT-Bit とは、まさにこうした「本当に発言しても大丈夫か？」という不安を徐々になくしていき「どうやら大丈夫だ」と心理的安全性を醸成するための方法です。そのために、毎日さまざまな会話を交わすコミュニケーションモデルとなっているのです。

　したがって、結論を言えば心理的安全性を感じられていない職員は発言しなくても問題ありません。日々、他の職員が互いにプライベートなことや単なる世間話をしながら砕けた話ができる関係性になる様子を見ていれば、まもなく「そんなことを言っても大丈夫なのだ」と、自分の部署の職員同士の関係性が安全だと感じられるようになるので、みずから発言するようになります。

　さまざまなところで「心理的安全性が大事」といわれてはいますが、

心理的安全性のある職場を実現するために必要なのは、個々で行う1on1ミーティングでもなければ、毎月行うカンファレンスでもありません。誰もがくだらないことを言うこともあり、みんながそれを否定せずに聞くという場面を日々体験し、「ここは何を言っても大丈夫だ」と体感することができるコミュニケーションモデルに帰結することになるのです。

▶「辞めたい」という発言が出てきたら？

　多くの経営者・管理職が抱く不安に「後ろ向きな発言が出てきたらどうするのか？」があります。その最たるものが「辞めたい」という発言です。かつての文化では、「辞めたいなど、滅多なことを軽々しく言うなど、もってのほか」というのが常識でした。また、昨今のように大量離職の報道や民間企業において賃上げがなされているといったニュースが聞かれる中では、管理職が職員に辞めるという話題に触れさせたくないと思うのもわかります。中には「そんな泣き言を言わずに頑張るべきだ」というストイックな考えの人もいるでしょう。

　しかし、考えてみれば、「辞めたい」が言えない組織だから、離職を防止できないとも言えます。そして、「辞めたい」と本心を言えたほうが、周囲はそれに対処することが可能となるのですから、むしろ言ってもらったほうが離職防止につながるのです。

　また、そもそも「辞めたい」と口に出した人が必ず辞めるわけではありません。みなさん自身も「もうやっていられない」と思ったり呟いたりすることはあっても、そのたびに辞めているわけではないでしょう。むしろ、「辞めたい」を言えないような、弱音を吐くことすら許されない職場だからこそ、息苦しく感じ辞めたくなってしまうのではないでしょうか。そしてその本音が潜在化してしまうので、離職を防ぐこともできないのです。

　そもそも、「辞めたい」「あれが嫌だ」「これは不愉快だ」というネガティブな発言は、言い換えれば、「そこがどうにかなれば、わたしは気

持ち良くもっと頑張れるのだけれど」という意思表示だとも理解できるでしょう。

　したがって、「辞めたい」を筆頭に、愚痴や不満や悪口や非難も、HIT-Bit では禁止する必要はありません。むしろ、大歓迎です。負の感情を口に出せずストレスを抱え続けるよりも、吐き出してもらうほうが精神衛生的にも健康な状態だからです。

　というわけで、「心理的安全性が大事」といわれているものの、多くの人が「ネガティブなことまで言ってよいのか？」と疑問に感じているように見受けられますが、自律進化組織研究所は「むしろ、愚痴・不満・悪口・非難も大歓迎。それを言えないという制約があること自体が、本当の心からの安全性があるとはいえない状態である」と考えています。

▶自分が応えられない要望が出てきたら？

　「HIT-Bit では、言いたいことを何でも言ってよい」と聞いて、管理職から必ずといってよいほど上がるのが「自分の応えられない要望が出てきたらどうすればよいのか？」という質問です。

　これは、「部下の要望に対応するのが管理職の責任だ」と認識しているから起こる不安にほかなりません。外部環境の変化が乏しい時代においては、部下が不自由なく働ける状況を整えるのが上司の役割であると考えられてきました。そのため、部下からの要望に対しては「要望通りの状態を叶えてやる」もしくは「現状のままで業務に従事するよう説得する」のが、管理職がとるべき一般的な態度だったといえるでしょう。

　ところが、これは管理職にとっては荷が重い責任です。管理職が、どちらかに決着しなければならないからです。しかし、こうした過保護な対応では、自律進化組織にはなりません。

　では、どうすればよいか？　答えは、「自由に言わせてよい」です。ただし、管理職が対応の責任を負ってはなりません。部下から「上司は言えばやってくれるものだ」と履き違えさせてしまう恐れがあるからで

す。

　むしろ、「ああなったら良い」「こうしてもらえないか」といった要望は自由に言ってもらい、その際、管理職は「現場の課題は、現場で考えて解決するもの。自分たちならどうするか？」と部下職員が振り返るように軌道修正するのが正解です。部下職員の方は、日々、「自分たちならどうするか？」と問われることによって「要望を言えば叶えてもらえると思うのは間違いだ」「自分が不自由なく働ける状態を整えるのは、まず自分だ」と、自律的な思考を理解していくことができます。このようにして「要望を叶えてもらえないのは、管理職や組織のせい」という他責発想がなくなっていくのが HIT-Bit です。

　このように HIT-Bit をすると、管理職が余計な責任を負わずに済むようになるので、楽になってゆきます。そもそも、部下が自律する組織をつくるのですから管理職が楽になるのは必然の結果なのです。その分、管理職はこれまで以上に、大所高所に立ってよりダイナミックなマネジメントをすることができるようになるはずです。

　また、「管理職ができるような優れた人材を採用できずに困っている」という組織においても、HIT-Bit を用いれば自律進化組織を実現することが可能です。なぜなら、部下職員からの要望に太刀打ちする必要がないからです。

▶「言っても何も変わらない」と言われたら？

　同様に、管理職からしばしばされる質問が「部下から、『言っても何も変わりませんね』と言われるのではないか？」です。

　これも、「部下職員が意見を言った場合、上司が対応するべきである」と管理職も部下職員も誤解しているから起こる疑問であることはおわかりでしょう。今の時代においては、現場の課題を解決するのは、上司の仕事ではありません。職員一人ひとりが、自分が問題を感じたことに取り組み、みずから解決してゆくことになります。もし、自分で解決できなければ、周囲の仲間に相談し、協力を得て解決します。その組織にとっ

て絶対に解決しなければならない課題だった場合には、かならず仲間が力を貸してくれるはずです。逆に、仲間があまり協力してくれない場合には、それは組織全体にとって必ずしも絶対に解決しなくてもよい課題だからだと考えられます。

　もし、部下から「言っても何も変わりませんね」と言われたら、「みんなが、そこまで必要と感じなかったということかもしれない。もう少し必要性が伝わるよう投げかけてみたらどうか」もしくは、「まずは、自分だけで取り組んでみるのはどうか」と返答すればよく、管理職自身も、できる範囲で応援し協力するのがよいでしょう。

　人は、「必要だ」「正しい」「得だ」「面白そう」のうちの、少なくとも一つでも強く感じれば、その施策に参加する可能性が生まれます。

［ケース2］　開始1カ月「会話が増えた」「表情が明るくなった」

　各現場でHIT-Bitを実施すると、多くの医療機関で、おおむね同じような変化が起きる傾向があります。もちろん人それぞれに、もともとの体質、その時期の体調、その時の症状があって、同じ治療をしても経過が異なるように、組織にもそれぞれの個性があるので経過が同じとはいえません。しかし、思いがけない急展開が起こることはまずありません。

　では、1日5分のミーティングを始めるとどんな変化が起こるか？

　開始1カ月ほどでよく聞かれる感想は「会話が増えた」「職員の表情が明るくなった」というものです。

　ある特別養護老人ホーム（大阪府）の施設長は、「みんな、こんなに喋るとは思わなかった」と驚いていました。日々働いていれば、誰にでも、聞いてほしいこと、わかってほしいことがたくさんあります。それを、職場の仲間に聞いてもらえる場があるということが、いかに精神衛生的によいことかわかるでしょう。なので、多くの職員が、HIT-Bitの

時間に自分の思いを聞いてもらえることで気持ちが明るくなっているという効果があります。

　こうしてみれば、多くの職場が、そういう場を設けることもせずに「職員満足度調査を高めよう」「職員の定着率を高めよう」「チーム・ワークが大事だ」と言っていることが、むしろ不自然にさえ感じられてくるのではないでしょうか。

　また、多い感想は「みんなの知らなかった一面がわかって面白い」です。普段口にしないが考えていることや家族や趣味などのプライベートなことなど、制約が一切ない中で発言することは、まさに自然体のその人がそのまま表れることになります。

　HIT-Bit とは、価値観の解放を楽しく行うための方法なので「その人がどんなことを大切にしているのか？」「どんなことに関心を持っているのか？」などがストレスなく徐々に表れてくる効果があります。

　特に、訪問看護ステーションなどの訪問事業部門では、職員同士のコミュニケーションは職員任せにしているところが多く、結果的にコミュニケーション不足に陥りがちです。

　そのためある訪問看護ステーション（富山県）では、HIT-Bit の導入によって日々のコミュニケーションが習慣化したことで「言いたいことが言える」「聞いてほしいことが聞いてもらえる」「質問したいことが質問できる」ということが職員にとって、大いに助けにもなり、癒しにもなったそうです。

　特に、孤独になりがちな訪問事業においては、タイムリーなコミュニケーションを気軽に取れる関係性になることは精神的な支えを得ることにもなると同時に、訪問先で独りで従事する業務についての情報共有ができることによって業務の精度が上がることにもなり、メリットは極めて大きいものとなります。

［ケース3］　「5分で終わらないけれど、どうしたらよいのか？」

　みなさんは、風通しの良い職場をつくり、職員が互いに「この仲間たちと、もっと話したい」と思えるチームをつくりたいと思いませんか？

　開始2カ月ほどで、時々、管理職から上がってくるのが「1日5分ということだったが、やってみると5分で終わらないことがある。どうしたらよいのか？」という質問です。

　一般には、職場で話すことは仕事のことであり、自分がしたい話を聞いてもらえる機会はほとんどないのが普通でしょう。それだけに、HIT-Bit の時間に話したいことを聞いてもらえることが心を明るく元気にしてくれる効果をもたらすのは自然なことだと考えられます。

　にもかかわらず、多ければ10名弱の職員が5分で話すとなれば、一人の持ち時間が思いのほか短く感じられるのも当然でしょう。つい多くのことを話してしまうのも無理ありません。

　このように、HIT-Bit には職員が「この仲間たちと、もっと話したい」と思えるチームを意図的につくる効果があるということです。

　その結果、「5分で終わらないことがある。どうしたらよいのか？」という質問が生まれてくるというわけです。

　答えは「業務に支障がなければ続けても問題なし」です。会話が弾むほど職員同士の相互理解が深まり、協力関係が築かれるというメリットもあります。それだけでなく、会話の総量が増えればそのうちの一定割合を占める業務に関する話題も増えるので、業務改善が起こりやすくなり、患者や病院にとってもより良くなるからです。HIT-Bit はまさに自律進化を意図的に引き出す最短最速最楽の方法といえるでしょう。

［ケース4］　「言ったらやらされる」という声

　ある病院で HIT-Bit を導入した際、事務課ではなかなか雰囲気が硬

直したままで変わらないということがありました。その総務課は人事担当、経理担当、庶務担当が所属しており、定年近い課長を筆頭に全8名で構成されていました。

　それまで、デスクを向かい合わせていながらも業務中に会話が一切なく、まるで図書館のような静けさだったのですが、HIT-Bit を開始して以降、徐々に雰囲気が柔らかくなりプライベートな話題も出るなど、みるみるうちに和やかなチームになっていきました。業務中も質問や確認、相談などの会話が自然にされるようになり、驚くほど明るくなったとのことでした。

　ところが HIT-Bit では、身の上話や世間話、お勧めのお店の話やひいきの球団の試合を観に行った話などで盛り上がるものの、なかなか業務改善の話題が出ませんでした。そこで調べたところ、課長に原因があるとわかりました。課長は、部下に意見を求めるのはよいのですが、部下が提案をすると、その部下本人に「それ、やってくれ」と指示をすることがあったのです。そのため、部下たちは、何か変えたほうが良いと思うことがあっても「言ったらやらされそうなので、言いたくない」と思っていたのでした。また、課長が普段から「気づいた人がどんどんやるべきだ」ということを言っていたので、職員はますます意見を言いにくくなっていたのでした。

　昭和・平成の時代の文化の中で長く働いてきた課長の世代にとっては、そうしたことに違和感はなかったのでしょう。決して悪気があったわけではなく、「意見してくれた部下に改善まで任せれば、花を持たせることになる」と思っていたのです。

　古い考えなら、「言ったことには責任を持つべきだ」となるでしょう。

　しかし、このままでは気づいた問題が話題にも上らず、潜在化してしまうことになります。重要なのは、まず言ってみるということです。言ってみて、本当に重要なことであれば「みんなでやろう」ということになるでしょう。重要なことでなければ「また、いずれ必要なら検討しよう」ということになるだけです。それほど重要でもないことを言い出し

た人がやらされるという不合理なことはする必要がありません。

　課長を含め管理職には「言い出した人にやらせる」という考えは間違いであることを、部下職員には「言ったらやらされる」ということは今後、起こらないということを明示しなければなりません。

　そこで、HIT-Bit プログラムの中で予定されていた翌月の管理職研修で「言いっ放し大歓迎」のポスターを配布し、各部署で掲示してもらうことにしました。そして、「言いっ放し大歓迎としたほうが部下からさまざまな意見が面白いように上がるので、ぜひポスターを掲示してみてください。それから、意見が上がったことをやるかやらないかも職員に任せてしまって結構です」「なお、絶対にすぐに取り掛からなければいけない課題は、みんなで話し合うよう促しましょう。そうすれば、自然に『みんなでやろう』となるはずです」「いずれにしても、管理職が、決める責任を負う必要はありません」と伝えたのです。

　それ以降、総務課は職員から多くの問題提起が上がるようになり、自律進化が飛躍的に増えたのです。HIT-Bit は、自律進化の傾向がどれくらい高いのかを定量評価できるので、総務課の発展ぶりも手に取るようにわかるのでした。

●「風通しの良さ」と「自律進化度」を定量評価する KPI

　他人から主観で評価されることを好む人は少ないでしょう。なぜなら、主観ほどあてにならないものはないからです。上司と部下との間における「もっと頑張れ」「十分頑張っている」といった主観同士の水掛け論が、両者の関係を悪くすることは明らかです。にもかかわらず、多くの組織では「もっと心がけよう」「もっと意識を高くしよう」などと、基準もなしに呼びかけるということが行われており、実は職員のモチベーションを損なう危険を大いにはらんでいるのです。

　とはいえ、モチベーションをはじめ、マネジメント、リーダーシップ、コミュニケーション、エンゲージメント、ホスピタリティなどといった

無形資産の分野については、測定することができないとされています。みなさんの組織ではどのように測定しているでしょうか？　誰かが主観で評価しているのでしょうか？

　さて、自律進化組織づくりの取り組みも、その進捗度を確認しながら、さらなる向上を図っていく必要があります。そのため、自律進化組織への転換が進んでいるかどうかを測定する必要があります。自律進化の組織体質もまた無形資産であり、多くの人が測定することは難しいと考えるようです。

　しかし、HIT-Bit を導入している現場では、それが可能となります。というのも、HIT-Bit は必ず記録を残すことを前提に行うことになるからです。1日1ページに、誰が、どんな発言をしたかを簡単に記録します。記録を行うノートの入力フォームは、各現場で職員が工夫し、その現場により合ったものが使われています（図表4―5、図表4―6）。

　なお、HIT-Bit を通じて、職員の価値観や発言、行動、成果の価値や意味合いを検証することができるよう、発言内容を記載する際に、8つのタイプのどれに該当するかも併せて記録に残すようにしています（図表4―7）。

　「H：価値観の共有」は、世間話や身の上話、感想などで、改善につながる見通しのない発言です。改善につながらなくても、さまざまな価値観を話せること自体が風通しの良さを示しており価値があると考えます。

　「G：気づき」は、「気になる」といった単なる違和感から「これはおかしい」といった疑問まで改善につながる可能性がある気づきです。誰もが、こうした問題提起をできる機会が毎日めぐってくるのが HIT-Bit です。

　「F：自分なりに変えてみたいという相談」は、問題提起から一歩進み「変えよう」という意思表示です。いつ、どのように変えるのかを具体的に述べた場合にのみ、改善提案といえるので、「F」に分類されます。

　「E：みんなで変えませんか？という提案」は、同じく「変えよう」

図表4―5　HIT-Bit ノート　入力フォーム（例）

20　　年　　月　　日（　）

Code　－　部署名
（　　）-[　　　　　　]

気づき・相談・提案・実践など			対処など		
内容	発言者	Type	内容	発言者	Type

チームのコメント(状況・感想など)

自律進化組織研究所より

【 Type 】
A：オペレーションを超えた実践による良い結果(ドラマ)
B：新たな接遇実践による良い結果
C：新たな業務改善による良い結果
D：新たな改善、取組、仕組みを実践した
E：部署への「変えてみませんか?」という提案
F：個人での「変えてみようと思う」という相談
G：小さな違和感・新たな気づき
H：前向きな価値観の共有、その他

©自律進化組織研究所

図表4―6　HIT-Bit ノート　入力フォーム（例）

20　　年　　　月　　　日（　　　）

コード番号（　　）　　　部署名（　　　　　　　　　　　）

【Type】	★HIT-Bitのルール★
A：オペレーションを超えた接遇の良い結果（ドラマ）	楽しかったこと　嬉しかったこと　感動の瞬間
B：新たな接遇実践による良い結果	やってよかったこと　気になったこと
C：新たな業務改善による良い結果	喜ばれた瞬間　感謝の言葉
D：新たな改善、取組、仕組みを実践した	気にかかっていること　気づいたこと
E：部署への「変えてみませんか？」という提案した	自分が変えてみたいこと（相談）
F：個人での「変えてみようと思う」という相談した	みんなで変えてみたいこと（提案）
G：小さな違和感・新たな気づき	他のメンバーの良かったこと
T：価値観の共有、その他	＊その他何でもOK　ただし業務連絡は不可

気づき・相談・提案・実践など				対処など
内容	参加	発言者	Type	内容・発言者

チームのコメント（状況・感想など）	自律進化組織研究所より

Ⓒ自律進化組織研究所

図表4―7　発言のタイプ

> ## 発言のタイプ
>
> A：特筆すべき良い結果 ―― オペレーションを超えた良い結果(ドラマ)
> B：実践による良い結果(接遇)
> C：実践による良い結果(業務)
> D：実践したこと ―― 新たな改善、取り組み、仕組みの実践
> E：みんなで変えませんか? という提案
> F：自分なりに変えてみたいという相談
> G：気づき ――新たな気づき・小さな違和感
> H：価値観の共有 ―― 価値観の共有、その他

という意思表示ですが、周囲を巻き込む発言である点で「F：自分なりに変えてみたいという相談」よりも、より価値が高いと考えます。こちらも、いつ、誰が、どのように変えるのかが具体的になっていて初めて実践の可能性を帯び、改善提案と呼べるので「E」に分類されます。

「D：実践したこと」は、問題提起や改善提案よりもさらに前進し、実際に行動したという場合です。結果がどうあれ、行動したことに価値があるので、この「D」が設けられています。

「C：実践による良い結果（業務）」は、行動した結果、現実に業務の精度や効率が上がったり医療安全が向上したり、さらには勉強会や地域を巻き込んだイベントなどの価値ある取り組みがなされた場合が該当します。

「B：実践による良い結果（接遇）」は、行動した結果、患者や家族などへのより良い対応が実現した場合を意味します。業務改善は反対されにくいのに対して、接遇上の取り組みは職員の個人的な関心や意識に基づくことが多く、思い切って実行することが難しい場合もあります。そのため、「C」よりも上位に位置しています。

「A：特筆すべき良い結果」は、文字通り誰もが驚き、感心するよう

な印象的な好事例があった場合に、ここに分類されます。患者から手を握って感謝されたり、涙を流して喜ばれたり、また、職員が「この仕事には理屈ではないやりがいがある」「この職場にはお金では買えない体験がある」と心に深く刻まれるようなことがあった時には、それは特筆すべき体験といえるでしょう。

　医療現場においては、リッツ・カールトン・ホテルやディズニー・ワールドに比肩するようなドラマが、当たり前のように起こります。

　なお、「風通しの良さ」も、その内容によって階層化し、価値序列をつけることが可能です。どのような会話が多かったのかによって、単におしゃべりができる関係性なのか、生産的な風通しの良さなのかを検証することも可能となります。もちろん、組織にとって最も価値のある風通しの良さは、最上位（レベル7）の「手間は増えるけれど、こうすればより良くなると思うので、みんなでやりませんか？」といえる関係性です。みなさんの現場では、このタイプの発言がどれくらい飛び交っているでしょうか？一定期間にいくつ飛び交っているかを定量評価すると、組織体質を計測する客観指標となります。

　そして、一定期間における「A」から「H」までのすべての発言の数を数えることで、その部署の「風通しの良さ」を客観的に測定することが可能となります。発言の内容はどうあれ、会話が旺盛に交わされていることは風通しが良いことの証明であるということに異論はないでしょう。これが客観的事実に基づいた（主観によらない）風通しのよさ指数です（図表4—8）。

　さらに、そのうちの「H」を除いた「A」から「G」までのすべての発言、すなわち改善につながるすべての発言の数を数えることで、その部署の「自律進化傾向」を測定することが可能となります。いかに多く気づいたか、変えるための相談や提案をしたか、実践したか、良い結果が生まれたか、を客観的な事実を根拠に定量評価するので、まさにその部署の「自律進化度」がどれだけ強いかを測定することが可能となるのです。これが、同じく客観的事実に基づいた自律進化度指数となります。

図表4―8　風通しの良さ　レベル7

7	周囲を巻き込む改善を提案できる	「手間は増えるけれど、こうすればより良くなると思うので、みんなでやりませんか?」
6	自分が取り組む改善を相談できる	「手間は増えるけれど、こうすればより良くなると思うので、わたしがやって良いですか?」
5	改善への願望を言える	「こうすればもっと良くなるのに。なんとかならないか」
4	個人的な不満を言える	「自分は、これを不満に思う」
3	業務に無関係な対話	(当たり障りない世間話ができる。ただし、個性を出さない)
2	業務の範囲内の対話	(業務上必要なやりとり、報告・連絡・相談の範囲)
1	対話がない	(挨拶も返事もしない。周囲を不快にすることにも無頓着)

　この「風通しの良さ指数」と「自律進化度指数」をKPIとすることによって、経営者・管理職も職員も、客観的事実に基づいた評価をすることで互いの関係を悪くすることなく、さらなる向上に取り組み続けることが可能となるのです。

● 意欲・姿勢・努力を定量評価するHIT-Bitノート

　HIT-Bitには、もう一つ大きなメリットがあります。それは、結果が出ていないことでも、その陰で職員の多くのチャレンジや苦労があり、そうした水面下の取り組みを的確に理解し、評価することができるということです。

　誰でも、結果を出した時には評価してほしいと思います。しかし、結果が出なかった場合でも、どれだけ自分が苦労したかを理解してほしいと思っているものです。もし、結果が出なかったために、それまで多くの力や時間を注ぎ込んで取り組んできたことを理解されず、まったく価値を認めてもらえなかったとしたら、再び頑張る気力は湧いてこないのではないでしょうか。

　一方、結果が出なかった時に上司から意識や姿勢や努力を十分に理解

し認めてもらえたら「次こそ、なんとかして結果を出して、この上司に応えたい」と心から思えるのではないでしょうか。

　多くの企業組織は、職員のモチベーションを高めたいと考えているにもかかわらず、水面下の意識や姿勢や努力は一顧だにせず、結果ばかりを見て評価している傾向があります。その結果、多くの従業員はやる気をくじかれているように見受けられます。

　昭和の時代の「仕事は結果がすべてだ」「結果が出なければ意味がない」という言葉が今も飛び交っている職場も少なくないようです。そのせいもあってか、結果が出ていない場合の職員がどれくらいの意識や姿勢を持ち、どれくらい努力したのかを測定する方法を知らない組織が多いのが実状です。

　意識や姿勢や努力といった無形資産を測定する方法を知らなければ、経営者・管理職は、職員の苦労を理解することも、労うことも、心から感謝することもできないのは当然です。こうなると、職員は「報われない」と感じるので、モチベーションが低下したり、離職を選択したりすることにつながります。

　特に、昨今のように何が起こるかわからず、その答えを誰も知らないこともあるという時代においては「結果を出さなければ評価されない」という組織では職員は出口のないところに追い詰められてしまうことになります。また、結果が出ることにだけ取り組もうとすることになるので、組織が硬直していくばかりです。

　むしろこれからの時代は、経営者・管理職が、職員に対して「結果が出なくてもよいので、どんどんチャレンジしよう」「チャレンジして結果が出ないほうが、何もせず失敗もないより、はるかに価値がある」という価値観を明示していくことが重要となります。

　そして、結果が出ても出なくてもそこまでの意識や姿勢や努力を経営者・管理職がしっかり認めてくれる組織であることが明示されれば、職員が安心して大胆にチャレンジすることができるようになり、柔軟な組織となれるのです。

　もし、みなさんが「職員には失敗を恐れず、果敢にチャレンジしてほしい」と願うならば、結果だけで評価する仕組みは変えることが必要です。結果が出なくても果敢にチャレンジした意識や姿勢や努力があったという情報を余さず収集でき、その事実に基づいて評価することが前提となります。

　その点、HIT-Bit を実施していれば、情報は自動的に HIT-Bit ノートに蓄積されてゆき一目瞭然となります（図表4—9—1—1）。意識や姿勢や努力は、HIT-Bit ノートの「G：気づき」「F：変えてみたいという相談」「E：変えてみませんか？という提案」「D：実践したこと」を数えれば客観的に定量評価することができ、職員の水面下の尽力に報いることが可能となるのです（図表4—9—1—2）。

　ある訪問看護ステーション（神奈川県）においては、クラウド上に HIT-Bit ノートを設けています（図表4—9—2）。各職員が自分のコメントを左欄に入力すると、その内容に対して、別の職員がコメントを右欄に入力しています。お互いに顔を合わせていないにもかかわらず、職員同士がいかに良い関係で、どのようなことを大切に日々働いているのかが手に取るようにわかるでしょう。

● HIT-Bit アプリで組織カルチャーを可視化

　なお、HIT-Bit は対面で行うことが基本なので、記録はその前後に各人がノートに書き込み、サーバーに入れた表計算ファイル（エクセルなど）に入力する形が主流でした。しかし、新型コロナ・パンデミックを機にさまざまな進化が生まれ、記録の残し方についても、各スタッフが部署に据え付けられたデスクトップ・コンピューターや割り当てられたスマートフォンから、見たり書き込んだりすることができる「HIT-Bit 専用アプリケーション」を導入するケースが増えてきました（図表4—10—1）。

　SNS のように、画像をアップすることもできるので、業務改善のビ

図表４—９—１—１　HIT-Bit ノート　記載例と評価

20$$年　2月29日（金）

コード　　部署名
(02)- ［3階東病棟］

気づき・相談・提案・実践など			対処など		
内容	発言者	Type	内容	発信者	Type
Pt古賀俊一さんのご家族(奥様)がお見舞いに見えた時、ひどく憔悴していたので、気になった	相原	G	このところ、憔悴しているように見える。ほぼ毎日来られるので、声をかけたい。事情が判れば報告します。	木村	F
病棟でアロマを焚くことはできないか？	佐々木	G			
アロマは、以前、賛否があり実施していなかった。まずは、ラウンジ・コーナーで試してみてはどうか？	津田	E	実は、やってみています。	佐々木	D
Pt小山内春江さんは、わがままが多い。気がかり。気難しい人なので、トラブルになると対処が大変になりそう。	中根				
以前の勤務先では、危険な患者さんには、最も相性のよい看護師が担当になる、担任方式にしていた。	原	E	担任制の件、みんなの合意があれば実践する。	松野	
在庫確認業務をローテーションで行なうはずが、守られていないので、どうにかできないか？	木村	G			
在庫確認を済ませた人が、済ませた時にすぐ、次の人に声をかけるようにしてはどうか？	中根	E	みんながそれでよければ、明日からやりましょう。	松野	
			「次の人に声をかけるルール」をローテーション表の欄外に書いておきます。	中根	D
通信欄 それぞれに気になったことを発言してくれるようになってきた。 また、具体的な改善提案もあがってきた。 （松野）			A:オペレーションを超えた接遇の良い結果(ドラマ) B:新たな接遇実践による良い結果 C:新たな業務改善による良い結果 D:新たな改善、取組、仕組みの実践 E:部署への「変えてみませんか？」という提案 F:個人での「変えてみようと思う」という相談 G:新たな気づき・小さな違和感 H:前向きな価値観の共有、その他		

©自律進化組織研究所

図表4—9—1—2　HIT-Bitノート　記載例と評価

20＄＄年　2月29日（金）

コード　部署名
(02)-［3階東病棟］

気づき・相談・提案・実践など			対処など		
内容	発言者	Type	内容	発信者	Type
Pt古賀俊一さんのご家族（奥様）がお見舞いに...憔悴していたので...【気づき】	相原	G	このところ、憔悴しているように見える。ほぼ...、声をかけたい...報告します。【相談】	木村	F
病棟でア...できないか？【気づき】	佐々木	G			
アロマは、以前、賛否があり実施していなか...ンジ・コーナー...か？【提案】	津田	E	実は、やってみています【実践】	佐々木	D
Pt小山内春江さんは、わがままが多い。気がかり。気難しい人なので、トラブルになると対処が大変になりそう。	中根				
以前の勤務先では、危険な患者さんには、最...師が担当になる。【提案】	原	E	担任制の件、みんなの合意があれば実践する。	松野	
在庫確認業務をローテーションで行なうはず...いので、どうにか...【気づき】	木村	G			
在庫確認を済ませた人が...済ませた時にすぐ...するようにしては...【提案】	中根	E	みんながそれでよければ、明日からやりましょう。	松野	
			「次の人に声をかけるルール」をロー...おきます。【実践】	中根	D

通信欄 それぞれに気になったことを発言してくれるようになってきた。 また、具体的な改善提案もあがってきた。 （松野）	A:オペレーションを超えた接遇の良い結果（ドラマ） B:新たな接遇実践による良い結果 C:新たな業務改善による良い結果 D:新たな改善、取組、仕組みの実践 E:部署への「変えてみませんか？」という提案 F:個人での「変えてみようと思う」という相談 G:新たな気づき・小さな違和感 H:前向きな価値観の共有、その他

©自律進化組織研究所

図表４─９─２　HIT-Bit ノート　記載例

HIT Bit記入表

2020年8月■日　（■曜日）　　　　　　　ティエル訪問看護リハビリステーション町田

【Type】	★HIT Bitのルール★
A：オペレーションを超えた接遇の良い結果（ドラマ）	楽しかったこと　嬉しかったこと　感動の瞬間
B：新たな接遇実践による良い結果	やって良かったこと　気になる事
C：新たな業務改善による良い結果	喜ばれた瞬間　感謝の言葉
D：新たな改善、取り組み、仕組みを実践した	気にかかっている事　気づいたこと
E：スタッフに「変えてみませんか？」と提案した	自分が変えてみたい事（相談）
F：個人での「変えてみようと思う」と相談した	みんなで変えてみたい事（提案）
G：小さな違和感・新たな気づき	他のメンバーの良かった事
H：その他、前向きな価値観の共有など	その他なんでもOK　ただし業務連絡は不可

気づき・相談・提案・実践など				対処等
内容	参加	発言者	Type	内容・発言者
W様へなんだか前よりトイレが楽になったんじゃ無いですか？と何気なく声かけたのですが、ニコニコ顔でリハビリのおかげだと言ってくださり、私もニコニコでした☺		◆藤		結果にコミットですね。高■
8月も後1週間ですね、と声かけたら「俺が死ぬ日も近づいてきたな」との返事の météo、相変わらずの返し。私も、じゃー死ぬ日も教えといて下さい！と返して大笑い。以前のような笑い話になってしまう暗めの発言、生きがいも見つけながら会話を楽しめるようにしていきたい。		●前	H	掛け合いができるほどに関係性ができた事は喜びですね。高■
北★大学病院入院したT様、本日余命宣告1か月2ヶ月と伺いました。また、2週間に1回訪問の H様、痛みがかなり強くてT様には怖い様に伝えても、心に響かない。薬剤師でも訪問するタイミングがずれている。ここは先生から説明して頂いた方が良いだろうか		高■		昔外来でのpt様で、最期まで我慢する方がおられました。その方は社長様だって、最期まで終始としていた方が、最終的には後ろ向きになってしまいました。我慢強い方、きっとそこまで頑張れるのは根底にそうさせる何かがあるのだろうかと感慨深くなりました。池
S担様　会話が可能になり食事摂取も良好と妻から聞きました。西▲さんのリハビリの成果が見え始めています。ご夫妻と喜びました。西▲さんありがとう。		◆川		リハの成果素晴らしい岡　良い変化があったのですね！よかったです。奥様がしっかり介助してくれてますね、次会えるのが楽しみです。西▲
計画書、報告書の時期がもう来てしまった。一度くらい完ぺきとほめられたい。		青▼		同じく、私も今月頑張ります！●前　前向きな発言が嬉しいです。高■　私は諦めてます。佛
週末、ディスリ王の息子と普通の会話ができた。そして、猛暑が和らいで身体が楽に。今週は心身共に良いスタートとなりました。		澤▲		ディスリ王ってすご。夏の疲れが出やすい時期になりますね。美味しいものたくさん食べてくださいね。川
105歳の利用者様、最近食事摂取量が減少してきたようですが「いつまでも沢山食べてたら死ぬ人無くなっちゃうからね」と娘様。心配もある様ですが介護をやり切っている感じの貫禄。最後まで穏やかな過ごしてもらいたいと思いました。		福◆		105歳すご。長寿細胞養ましい川
今日は行きつけの成瀬の町田商店で100円でラーメン食べれるイベントデーだったので行ってみたら40人くらいの行列が！30分位炎天下の中並んで食べたラーメンはいつもより美味かった！		▲月	H	100円の日はみんなのラインでお知らせください池
立位をとることに希望を捨てていない患者様に対して、リスクはあるがサイドテーブル使い立位動作を実践してみた。継続して実施し筋の緊張や反射が減少し、 小でも随意性が上がればと実施していこうと考えている。希望が絶望にならないように気を付けて進めようと思う。		■佛		B様喜んだでしょうね。昭和にも報告したいくらいです岡
リハ中にご本人の話を聞き、難聴悪化でのコミュニケーションの取りにくさやコロナによるストレスを感じている奥様のお話を伺うようにすると、同時にお二人から会話を振られることがあり、双方の話を伺いたく、聖徳太子になりたいと思いました。		志●	H	聖徳太子は10人の話を同時に聞けるんですよね。考えてみるとあり得ない（笑）岡
今日から小中学校の新学期が始まりました。宿題の一行日記に毎日「ゲームをやりました」と書かれているのを見た時はさすがにひどい夏休みだと思いました。来年は楽しい出来度が書けるような夏休みにしたいです。		石▼		家はYouTube三昧でしたね岡　私の一年坊主はママが田舎から帰ったです。せめて自分の事書け！（笑）▲月
終了が多くてしんみりしていたら、一気に新規2件＋復帰1件。別れの後は新たな出会いですね♪		菅◆		水回りは開回りをキレイにして、良い気の流れと新規が入るように：ピカピカ　池　息玄で新規はきます（実）岡
長男が全身オロシになって南町★病院へ行きました。江口洋介のモデルになったという先生にみてもらいましたが、なぜか長男を気に入ったのか？僕の本といって1500円の本を読まれました。む〜ん！		■沼		全身オロシ痛々しい。大事に至らず良かった。江口会いたい川
最近、ヒットビットに吹き出す事が増え、ニヤニヤしていたら気持ち悪いと娘に言われる。		池▼	H	私も同じです。つい■佛さんの「ハゲ！」に思い出し笑いしてします岡
百均で巻き簀（吹き戻し）を探しましたが売り切れでした。全ダイソー店舗売り切れだそうです、認知の悪い方でも巻き簀だったら簡単に指示があるので、呼吸のブローイング練習としてお すすめです。また探してみます☺		西▲		イオンとか、駄菓子屋さんコーナーで以前売ってた事がありま す。ある程度の規模なら売ってる販売店なら販売店されてる直営、問い合わせもありかも？→一浃料かかりますよ。どうやら売れるらしい、リハ要は手作りなら繁盛が湧くかも？！池
徐々にナビなしでも訪問できるようになってきました。あとは暑さだけです。		●島	H	若いから早いね岡、新規の訪問宅での●チャリスピード、●島さんの健脚に驚きました！池
H様2回目の訪問でした。13時ぴったりに太陽から出て私を待っていました。足部を に用意したアロマオイルでマッサージを実施した時はかなり心地よかった様子と思います。行 の全てを見られていました→と気が付け動かしくなりましたが多少問題なかったためと 思います、カメラがあっても無くても見られて困らない接遇をしていきたいものです。		岡■		H様宅、エアコンにもムーブアイあり、仕事で離れていてもバッチリお母様を見守る娘様でした　菅　娘様、高校の先輩なので緊張します岡

図表4―10―1　HIT-Bit 専用アプリ　（スマートフォン画面）

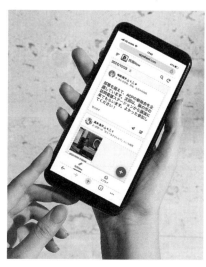

フォー・アフターなども一目瞭然となりました。ある時、患者の家族が「お世話になった病棟のみなさんにお礼を述べたい」とのことで、その場で動画を撮ってくださり、それを職員が HIT-Bit アプリにアップして全員で共有することができたということもあります。思わぬ感謝のビデオレターに感激し、モチベーションが大いに上がったといいます。他部署の職員からも多くの「いいね」がついたそうです。

　上述した「A」から「H」までのタイプを指定したり、経営理念のどの項目に適っているかを指定して投稿したりすることもできるようになっています。

　この HIT-Bit アプリでは、情報を自在に抽出できるので極めて楽に人事評価に連動させることが可能となっています。いつ誰がどのような投稿をしたかというログをすべて一覧表にして取り出すことができます（図表4―10―2）。

　したがって、たとえば、「自分の部署の、指定したある日」の記録だけを検索し、情報を抽出することもできるので、その日がどのような様子だったかが手に取るようにわかります。

図表４―10―２　HIT-Bit 専用アプリ　（入力内容　管理マスター）

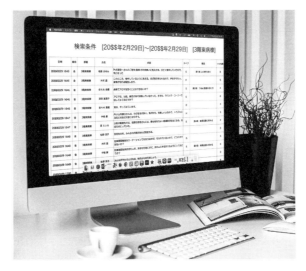

　また、「ある一人のスタッフの、ある月の１日から末日まで」を抽出することもできるので、管理職は、毎月、各部下一人ひとりを振り返り、特にトピックスとなる良い言動だけをピックアップしておくことが可能となります。毎月、この作業をしておけば、半期ごとに行うフィードバック面談の際には、各部下につき、それぞれ６つのトピックスを示し評価して見せながら話をすることができるので、部下にとってそれは非常にやりがいを感じられる時間となっています。

　日頃の発言や記録がない現場では、管理職の手元には、このようなログもなければ、「いつ、どんな言動をしたか、それが理念と一致しているか」といった具体的な情報がないので「この半期の後半は、頑張っていると思う」などといった漠然とした話をすることになってしまいます。果たしてそれで、部下を納得させ、モチベーションを上げることができているでしょうか？

　一度、HIT-Bit ノートを材料にしたフィードバック面談を経験すると、上司も部下も以前のような面談に戻ることは想像できないといいます。

［ケース5］　5年間、必要な業務以外はしなかった職員が提案を上げてきた

　ある病院（大阪府）の事務部門の事例です。ベテランの女性職員が若手職員の指導に頭を痛めていました。というのも、入職して以来5年の間、その若手職員は同じ部署の職員に対して気持ち良く挨拶することも、返事をすることもできなかったからです。指示された仕事に関して、わからないことがあってもみずから質問せず、まして進捗状況を報告することもなかったのです。

　「どう指導しても直らない」と諦めつつあった時、法人全体でHIT-Bitを導入することになりました。「もしHIT-Bitをやっても、あの職員は参加するかどうか」と懐疑的だったそうです。

　「HIT-Bitでは何を言っても良い」といわれてはいるものの、みんながより発言しやすくなるように、最初は、とるに足らない雑談のような内容から始めました。すると徐々に、お互いに自己開示できるようになり、プライベートな話題も飛び出すようになってきました。

　HIT-Bitを開始して4カ月が経った時、思いがけないことが起こったそうです。問題の若手職員が、みずから業務の手順について提案を上げてきてくれたのです。

　ベテラン女性職員は「どう指導したらよいのかわからず、悩んでいました。実は、この子はどうにもならないと、匙を投げかけていたのです」と打ち明けてくれました。もちろん、やったことといえば、HIT-Bitです。ひたすら毎日、一人一言ずつ、言いたいことを言うという習慣を実践しただけです。

　「それが、まさか業務改善を提案してくれるようになるとは、思いませんでした。これがリーダーシップなのですね。はじめてリーダーシップがわかった気がします」と言っていました。

　ベテラン女性職員をはじめ先輩たちが、どう指導するかに苦慮していただけに、その圧力を感じて若手職員自身は萎縮して、5年の間に一層

壁ができてしまっていたのかもしれません。反対に、ベテラン女性職員が、若手職員の発言を引き出して聞くことに徹したところ、わずか4カ月で無用な萎縮が解け、改善提案を上げるまでになったのです。

　IN-Put を最小限に、OUT-Put を最大限にすることが、最短最速最楽で自律進化組織を実現する方法なのです。

　ところで、良くない職員を改善するために何か特別なことをするのは対症療法でしかありません。最も効果的なのは、本質をとらえた根治療法であり、だからこそすべての職員の力を引き出すことができるのです。

［ケース6］　職員間でファインプレーを表彰し合う

　その病院（京都府）の看護部門の外来チームでは、それまで、情報共有ができていないことが悩みの種でした。外来チームとはいえ、各診療科に散らばって勤務するため、お互いの業務に関して話をしたり聞いたりする機会がほとんどありませんでした。

　その結果、各診療科にそれぞれたくさんのローカルルールがあり、その診療科の専従担当者でなければわからないことが多々ありました。

　ある時、看護師の一人が突然、急病のために欠勤することになりました。いつも、そのカバーに入ることになっている看護師は、休暇中で遠方にいたため出勤してもらうことはできませんでした。やむなく、8年前にその診療科を担当したことがあるという看護師が代打に入りましたが、手順も道具もすっかり変わっていてほとんどわからなかったそうです。

　しばらく前にそんなことがあり、外来チームの看護師の誰もが「お互いの情報共有をどのようにすればよいか」と悩んでいたちょうどその時、病院全体で HIT-Bit を導入してみることになったとの話が看護部長から伝わってきました。

　これまで、特段何もなければカンファレンスもしてこなかったこともあり、看護師自身も「毎日5分、集まることができるのか？」と不安に

感じていたそうです。しかし、病院の全部署で実施するということと、これまでコミュニケーションをとってこなかったことによる影響の怖さを考えれば「なんとかやれるだけやってみるしかない」となったとのことです。外来は診療科ごとに患者の流れも異なり、看護師の手が空くタイミングもバラバラです。誰かが手が空くのを待っているうちにほかの誰かは業務が済んでしまい、終業した人からどんどん退勤していくので、みんなが揃うことはありません。

　そこで今回ばかりは、外来チーム内で意見を統一して、毎日夕方の決まった時刻からの５分間だけ HIT-Bit のために看護師が持ち場を離れることを各科の医師に相談して許可を得ることにしました。もちろん、どうしても必要な場合には PHS で呼び戻してもらいます。

　その結果、HIT-Bit を実施してみると各診療科の看護師同士、お互いの様子や困っていることなどがわかるようになり、思っていた以上に協力し合うことの大切さがわかったそうです。同時に、お互いが情報共有し、協力し合えばもっと患者のためにできることがあることがわかってきました。

　この外来チームでは、やがて HIT-Bit の内容に応じて「この言動は良かった！」と思えるファインプレーについては表彰することがならわしになりました。毎月決まった日に、１カ月の HIT-Bit ノートを見返して、印象的だった発言を思い起こしてチームの誰かを表彰したいと思った人が表彰するのです。

　「手話での患者さん対応がすごいで賞」というものもあれば「素敵なママで賞」といったプライベートなことへの賞もあるそうです。

　最も顕著な変化は、外来チームの看護師同士で「ちょっと聞いてもいい？」「ごめん、頼んでもいい？」といった相談がしやすくなり、小さな助け合いが毎日行われるようになったということだそうです。もちろん、職員同士が積極的に協力することが、患者への行き届いた対応を大いに可能にしているそうです。

これで自律進化度を測れる！　自律進化の質マトリックス

　HIT-Bit を行うことのねらいの一つは、職員の視野を広くすることにあります。人は誰でも長く同じ環境にいれば、そこに慣れてその状況が当たり前になってしまう傾向があります。恵まれた環境に感謝することも忘れたり、感じなければいけないはずの危機感を抱いたりすることなく、現場に落ち着こうとしてしまうことが誰にでもあるはずです。たとえば、世界各地で内戦や飢餓によって生命の危険にさらされている人たちのことを思い出すこともなく、目の前の知人や友人とのちょっとした行き違いに大いに悩むこともあれば、上司の何気ない一言に「全然わかってくれていない」と独りショックを受け仕事を辞めようかと悩んでみたりするのは、いずれも「今のこの状況が当たり前」だと思ってしまう性質があるからです。

　そのままでは、職員がさらなる力を発揮して組織が成長することはできません。これから次々に訪れる外部環境の変化に柔軟に対応することはできないでしょう。ということは、マネジメントにおいて最も重要なことは「職員の視野を広げることに尽きる」と言っても過言ではありません。職員が経営者・管理職と同じ視座に立ち同じ視野を持っていれば、おのずと職員は経営者・管理職と同じように考え行動する頼もしい自律進化組織となるはずだからです。

　その点、HIT-Bit は業務中に見過ごしがちな小さな違和感や課題について、日々の会話の中で「そういえば、あれはどうなんでしょう？」と思い出させて引き出すことで、徐々に視野を広げる作用を担っていることがおわかりでしょう。

　そこで、HIT-Bit を行う中で、さらに視野を広げて、目先の業務からより離れたことにも関心を振り向けることを促す方法があります。それは、「自律進化マトリックス」です（図表4―11）。

　この表は、HIT-Bit で上がった発言が、どれくらい視野の広いもので

図表4—11　視野の広さ、発想の柔軟性「自律進化マトリックス」

		個人	部署	病院	法人	連携先	地域	社会
広い	社会	7	8	9	10	11	12	13
∧	地域	6	7	8	9	10	11	12
貢献する範囲	連携先	5	6	7	8	9	10	11
	ご家族	4	5	6	7	8	9	10
∨	患者さん	3	4	5	6	7	8	9
狭い	業務の精度	2	3	4	5	6	7	8
	業務の効率	1	2	3	4	5	6	7

狭い　＜＜　　巻き込む範囲　　＞＞　広い

あったかを振り返ると同時に、職員に「もっと視野を広げてダイナミックなことを考えてみたい」と感じさせることができるツールです。

　図表4—11の横軸は、右にいくほど広く人を巻き込んでいるということを示します。最も左の「自分」だけであれば、自分の気持ち一つで行動できますが、周囲との協力関係ができてくると部署内で新しい勉強会を始めるなど、部署の仲間を巻き込むこともできるようになります。さらに風通しの良い組織になると、病院の全職員に呼びかけて病院全体での取り組みや法人内の全施設を巻き込んだ大きな取り組みを実現することも可能になるでしょう。さらには、グループ全体を巻き込んで、連携先を巻き込んで、地域住民や団体を巻き込んで、というように広く人を巻き込むほど、よりダイナミックなことができるはずです。

　また、この表の縦軸は上にいくほど遠くの人に貢献するということを示します。最も下の「業務の効率」だけであれば自分自身にしか得るものがありません。また、「業務の精度」もそう大きくは変わらないでしょ

う。そして、この業務の効率や精度を向上することは、比較的どんな人でも多かれ少なかれ行っているのではないでしょうか。重要なのは、その範囲を超えて患者のためになることをする視点を持つことです。さらに、患者の生活背景や家族のためになることをすれば、驚かれ喜ばれるでしょう。その範囲を超えて、連携先の役に立って、地域住民や団体の役に立ってと、より遠くまで貢献するほどより尊い取り組みになるはずです。

　図表4—11の左下の枠内の、「自分や部署の仲間だけで、業務の精度や効率を向上すること」も大切ですが、視座を高く、視野を広く持ち、もっとダイナミックに人を巻き込み、もっと尊い取り組みをすることで、職員が自分の仕事や人生を誇らしいものにし、やりがいに満ちた職場にしていってほしいものです。

　このマトリックスは、日々の発言や行動を振り返り、常に理想的な働き方へと促すツールです。そうすることで、職員が目先のことに埋没せず、「せっかくなら、もう少し多くの人を巻き込めないか」「どうせやるなら、もっと遠くの人たちにも貢献できないか」という意識を持ち、楽しく毎日に臨めるようになるでしょう。

　また、このマトリックスを掲示しておくこともよいでしょう。それだけでも、「今のこの状況が当たり前」という固定観念から脱却したほうがよいと、自然に思えるはずです。

［ケース7］　クラウド上の HIT-Bit ノートで、瞬時に情報共有

　コロナ禍をきっかけに、さまざまな社内コミュニケーションツールが出回るようになりました。ただし、重要なのは、そこで、どんな情報を交わすかです。

　コロナの影響で対面の会議が減り、リモートワークや孤食が増えるなどして、コミュニケーション不足が危惧されました。そのため、さまざ

まなコミュニケーションツールが開発されたことは良いことです。ただし、コミュニケーションツールは、いわば人と人をつなぐパイプです。つまり、そのパイプにどんな水を流すかによって、良い組織にも悪い組織にもなるのです。

たとえば、「いつでも力になるよ」「困ったら、連絡して」など、綺麗な水を送り合うように、相手に元気や勇気を与えるメッセージを交わし合えば、生産的で可能性の広がる良い組織になっていきます。

反対に、汚れた水のように人の気持ちをくじいたり、相手を不快にさせるメッセージを流し込んだりすれば、お互いの関係が悪くなるばかりか、そのツールに人が寄り付かなくなるので関係を修復することまでできなくなってしまうということが起こります。

したがって、コミュニケーションツールを導入してコミュニケーションを増やすのはよいのですが、それ以上に重要なことは、そもそも「主に、相手に元気や勇気を与えるメッセージを送り合うようにする」というツールの使い方や、コミュニケーションの意味を職員全員に理解してもらうことでしょう。

もとより HIT-Bit は、「誰が何を言ってもよい」「否定しない」「気が向く範囲で応援したり協力したりするが、しないのも自由」という前提なので、話し手に元気や勇気を与えることはあっても、相手を不快にさせることはない関係性を醸成する手法です。そのため、社内 SNS のようなコミュニケーションツールを導入すると、職場の雰囲気を良くすることに大いに寄与します。

東京から関西までの8拠点を展開する訪問歯科グループ（本拠地：東京都）でのこと。自律進化の組織づくりを目的として HIT-Bit を導入し、まずは拠点ごとに HIT-Bit を開始しました。まもなく、職員間の会話や改善提案が飛び出すなど、良い変化が現れ始めたころ、システム開発に詳しい職員が中心となってわずか1カ月ほどで独自の社内 SNS を構築してしまいました。新型コロナパンデミックが起こる前でしたが、もともと訪問診療というコミュニケーション不足に陥りがちな業態

であること、8拠点が互いに離れていて同じ法人内にありながら情報共有ができていないこと、という2つの理由からシステムの活用を決めたのでした。

その結果、職員間の連携が飛躍的に旺盛になりました。訪問先の病院に日頃の口腔ケアの重要性を丁寧に伝えたところ、よく理解してもらい病院職員が口腔ケアを行うようになり、結果、誤嚥性肺炎が劇的に減ったという事例が HIT-Bit で紹介され、同時に社内 SNS でもシェアされたことがあります。「いいね」や称賛のメッセージなどの多くの反応があり、拠点を超えて HIT-Bit 導入以前にはなかった活気が生まれたといいます。もちろん、好事例は早速他の拠点もこぞって見習っていました。

そのほか、治療材料の収納の仕方を工夫した職員が収納した状態を写真に撮って社内 SNS にアップしたので、他の拠点も参考にしたということもあります。

利用者の誕生日に職員がメッセージカードを渡して祝った際に、利用者と家族の許可を得て利用者が喜ぶ様子を撮影し、その動画を HIT-Bit でも報告するとともに、社内 SNS でシェアしたという例もあります。職員によれば、「いつも、自分の気持ちをわかってくれる仲間がいる」と感じられることが、大きなやりがいになっているとのことでした。

［ケース8］　多忙を極める ER こそ HIT-Bit が生かされる

ある地域の中核病院（宮城県）が HIT-Bit を導入した時のことです。

まもなく、職場の雰囲気が明るくなったり、新しい業務改善が生まれたりするなどの変化が現れるようになりました。

実は、上層部が HIT-Bit の導入を進めるにあたって、役員の中から「1日5分のミーティングをすることが、現場に負担をかけるのではないか？」と心配される一幕がありました。そのため、上層部は当初、ER には、HIT-Bit 導入プログラムへの参加を案内していませんでした。

図表4—12 ERの振り返りHIT-Bit

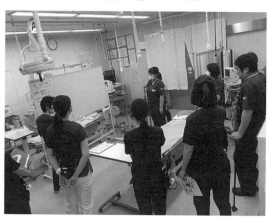

　しかし、まもなくHIT-Bitを始めた部署から良い報告が上がるようになってきた様子が、ERの責任者である医師に伝わりました。医師は、「ERこそ、振り返りが重要だ」という考えから、以前から必要な時には振り返りのミーティングを行っていたので、これをベースにしつつ、HIT-Bitを開始しました（図表4—12）。

　このERでは、所属する職員全員が、ホワイトボードを囲んで、発言された内容をその都度、ホワイトボードに書き、みんなでそれを見ながら進めるという独自の方法を編み出しました。

　こうすることで、細かな課題が理解しやすくなる点、解決しなければならない問題を残すことなく進められる点など、長所がたくさんあります。また、HIT-Bitが終わった時点でのホワイトボードをスマートフォンで撮り、その画像をみんなが入っているLINEグループにアップしているとのことです。

　業務で手が離せなかったり、シフトで非番だったりしたために参加できなかった職員にも、LINEで瞬時にその情報が共有されることもERの現場においては大きなメリットでしょう。

［ケース9］ 管理職の最大の武器になる「HIT-Bit ノート」

　HIT-Bit によって、最も劇的に楽になるのは管理職です。

　昭和・平成の時代から、マネジメントは部下を管理することと考えられているため、今も多くの人が「管理職は部下の行動や気持ちを把握しなければならない」と考えている傾向があります。しかし、それは精神論といってもよいのではないでしょうか。というのも、自分の家族でさえ正確に把握することは困難なのに、これまでの人生も今の生活背景もまったく異なる部下を把握することは極めて困難だからです。まして、部下が何人もいれば、把握することは不可能と言い切ってもよいでしょう。

　そのため、管理職が部下に気を遣いながら、それとなく声をかけて様子をうかがったりしているのではないでしょうか。昨今は、退勤後に居酒屋に誘ってコミュニケーションをとるということも、部下からは歓迎されません。無理強いすればパワーハラスメントともいわれかねません。それでいて、部下からは「上司は、わたしたちのことを全然わかってくれていない」と言われることすらあるのです。管理職が、はなはだ管理しにくい状況となりました。それでも、「そこをやるのが管理職だ」と言って押し付けてみたところで、良いマネジメントは実現されません。

　ところが、すでに想像されている通り、HIT-Bit を行うと日々部下のほうからリアルタイムに、いま考えていることやその人の価値観を聞かせてもらえるのです。自律進化組織においては、「わかってもらうかどうかも自分次第」です。そのかわり、わかってほしければいつでも言いたいことが言えるようになっています。つまり、「管理職に、部下の行動や気持ちを把握する責任がある」のではなく、「部下自身に自分の行動や気持ちをわかってもらう権利がある」のです。そして、HIT-Bit を行っている以上、その環境は整っているということです。

　したがって、管理職は「部下の行動や気持ちを把握しなければならない」という呪縛から解放されるのです。そのうえ、HIT-Bit に立ち会っ

ていなくても、HIT-Bit ノートを見れば、その部署の雰囲気が手に取るようにわかります。

　半期や通期に一度の評価面談においても、HIT-Bit ノートを見れば、部下の日常の様子が克明に記録されているので、材料に事欠きません。多くの情報をもとにした、充実したフィードバックを行うことができます。しかもそれは管理職が「このように見えた」という主観ではなく、どのような気づきや提案や実践があったかという客観的事実をもとにしているので、評価面談はたいてい、驚くほどすんなり部下の納得を得られます。

　また、HIT-Bit ノートに記録が残っていないことがらについては、部下自身が HIT-Bit に上げていないことなので、「なぜ把握してくれていないのだ」と部下から非難されることもありません。

　このように、HIT-Bit は管理職にとって部下との関係づくりにおいて、非常に大きな助けとなります。

　一方、管理職は、チームの現状を把握する責任があり、上司が安心できるように説明することが求められます。その際にも、HIT-Bit ノートは実に有用です。

　かつて、わたし自身が管理職として勤務していた時のこと。管理職会議の場で、幹部職員から各部署の管理職へ「全部署で、どんなコストカットができるか話し合ってほしい」という呼びかけがなされました。

　その翌々月、思い出したように幹部職員から「2カ月前にコストカットについて各部署で話し合うよう依頼した。その後、どうなっているか？」と質問されました。不意をつかれた形となり、ほとんどの管理職が「何度か話し合っています」「いくつかの案を検討しています」と、漠然とした回答をしていました。

　ところが、わたしは（まだ当時は HIT-Bit という名前ではありませんでしたが）、すでに価値観を解放する毎日のミーティングを行っており、その記録を記したノートを常に持って歩いていましたので、ノートをめくりながら報告することができました。「会議の翌週、〇月〇日、

部下の○○が、こんな提案をしてくれて、翌日から進めています。また、その翌週の○月○日には、別の部下の○○○が、この業務の流れについて検証してくれています。この件は、○○部の○○技師長に協力していただいて、来週には始められそうです。それから、○月○日には、また別の部下の○○が……。まだまだありますが、全部今お伝えしたほうがよいですか……？」。

　ここまで、具体的な事実を列挙すると、上司からは「こんなに自分のチームを活性化し、掌握しているリーダーはいない」という心象を持たれたとのことでした。以後、上司からさまざまな相談を受けるようになりました。

　ただし、わたしが行っていたことといえば、毎日、夕方部下から発言してもらい、記録を残していたことだけでした。

　管理職が、部下の価値観を解放することに徹すれば、さまざまなことがうまくいくということです。自律進化組織を実現することを勧めるのは、指示命令組織よりも多少良いところがあるからではありません。トップダウン型からボトムアップ型へと、たった1点切り替えるだけで部下はいきいきとし、その先にいる患者や家族にはより心に響く対応が行われ、業務の生産性が上がり、管理職もスマートなマネジメントができるようになるといったとてつもないメリットがあるからです。

第4章　HIT-Bit の永続化

　一般に、「組織を変える」というと、何らかの教育や研修、合宿や強化月間などの一時的な取り組みを思い浮かべる人が少なくありません。しかし、その時は変化が見られても、それが持続しなければ変わったことにはなりません。効果がなくなれば、また一時的な取り組みを繰り返し行ってゆくことになります。

　つまり、本当の意味で「組織を変える」といえるのは、変化が起こりその状態がその後も持続するようにするということなのです。

　したがって、「自律進化組織をつくる」ということは、自律進化が起こり続ける組織にするということです。そして、より頻繁に、またはより質の高い自律進化が起こるように自在にコントロールできなければマネジメントとはいえません。同様に、万一、自律進化傾向が低下してきた時にも自在に巻き返すことができなければ、マネジメントとはいえないでしょう。

　したがって、「組織を変える」という施策には、「変化が起こり、その状態がその後も持続する」ための仕組みが内蔵されていることが要件となります。もし、コンサルタントが「組織を変えます」と言っていても、「変化が起こり続ける状態を永続する仕組みが内蔵されているか？」と問い質した時に、コンサルタントから明確な答えが返ってこなければ、それは一時的な取り組みだということです。

　その点、HIT-Bit は、客観的事実によって自律進化傾向を定量評価することができるので、その傾向を維持してさらに向上するなど、自在にコントロールすることが可能となります。そのための具体的な方法を紹介します。

● 精密な人事評価表が不要になる自律型人事評価

　近年、職員の定着を図る目的で人事評価制度を新たにつくったり見直したりするといった動きがあるようです。そのために、コンサルタントに何百万円もの費用を支払って、評価規定を作ってもらうということもあると聞きます。

　たしかに、技能面については評価基準を設けて客観的に評価することが可能であり、したほうがよいでしょう。

　しかし、問題は、情意面（ヒューマン・スキル）の評価です。はたして、細かな基準を設けて評価をする必要があるのか立ち止まって考えたほうが良いでしょう。というのも、一般的な人事評価制度は、階層別の評価項目、職種別の評価項目、職制別の評価項目など、こと細かに評価項目を設けて社員を評価できることを目指しているからです。

　そこには、「協調性をもって取り組んだか」「創造的な仕事を行ったか」「計画性を持って業務を進めたか」「常に効率性の向上を図ったか」などの項目がならんでいることが多いでしょう。そして、たいてい上司が各項目に、たとえば5段階評価で点数をつける、ということになっています。

　しかし、問題はその各項目に対して、「上司がどのように点数をつけるのか？」です。つまり「何をもって、協調性が3なのか」「なぜ4ではなく3か」「なぜ2ではなく3か」は、上司の主観で判断されていることがほとんどだということです。

　なぜそれが問題かというと、主観評価となると上司がその部下に抱く総体的なイメージによって評価される傾向があるからです。つまり、イメージが悪い部下に対しては、総じて厳しい点数をつけることになりがちで、良いところがあっても「この項目だけはちゃんとやっている！」と高得点をつけない傾向があるということです。逆に、イメージの良い部下に対しては総じて優しい点数をつけることになりがちで、「この項目だけは全然なってない！」といった厳しい点数をつけにくい傾向があ

ります。

　このように主観評価は、いわばイメージ評価になりがちなのです。み
なさんも心当たりがあるのではないでしょうか。人間のこうした習性は
「ハロー効果」と呼ばれ、評価者を対象に行う考課者訓練では、「くれぐ
れもハロー効果の影響を評価に及ぼさないように」と教えられていま
す。そのためにも、「評価者はできる限り客観的事実に基づいて評価し
ましょう」と指導されることが多いのです。

　ところが、つまるところ上司の主観で5段階評価をつけるのであれ
ば、せっかく階層別に何十項もの評価項目をこと細かに定めても、「実
態に即した適正な評価」を実現することはできません。こうしてみる
と、人事評価は主観評価ではなく、客観的な事実をもとに評価する「客
観評価」にするべきだということがわかるでしょう。

　とはいえ、「いつのどんな言動で、この評価になっているのか、説明
してほしい」と言われて説明できる管理職は多くはないのではないで
しょうか。

　たとえば、ある病院における管理職対象の評価項目（図表4―13）に
は「部下の力を引き出した。他部署とも円滑に連携しつつ支援した。極
めて高いレベルで効果的な運営をした」「適切なクレーム対応、再発防
止に努めている」などの項目が実在します。しかし、果たして何をもっ
て、「引き出した」といえるのでしょうか？　また、「連携が円滑」「極
めて高いレベル」「効果的な運営」「適切」「努めている」とは、何を
もって認めることができるのでしょうか？これでは、精密な人事評価表
を作った意味はほとんどないでしょう。

　このような評価者の主観による人事評価が、世の中に広く行われてい
る実態があるということです。

　そもそも、人事評価制度の目的は、職員がさらにモチベーションを上
げて業務に臨むようにすることの一点につきます。したがって、どんな
に精密な人事評価表を作り、費用や時間や労力をかけて評価しても、そ
れが部下の納得を得られずモチベーションが上がらなければ意味がない

図表4－13　管理職対象の評価項目（例）

中分類		評価基準
チーム運営	S	部下の力を引き出した。他部署とも円滑に連携しつつ支援した。極めて高いレベルで効果的な運営をした。
	A	部下の力を引き出した。他部署とも円滑な連携を図った。高いレベルで効果的な運営をした。
	B	部下を掌握し、協力的な体制を構築した。他部署との連携に尽力した。おおむね効果的な運営をした。
	C	部下の協力的な体制構築、他部署との連携に、尽力できなかった。効果的な運営には至らなかった。
	D	部下の協力的な体制構築、他部署との連携に、尽力できなかった。不充分な運営となった。

	評価要素					
顧客対応	患者接遇について、部下に適切な指導を行なっている。	5	4	3	2	1
	患者満足度の向上のため、上司をサポートしている。	5	4	3	2	1
	適切なクレーム対応、再発防止に努めている。	5	4	3	2	1
	個人情報保護、虐待防止などの意識喚起をしている。	5	4	3	2	1

のです。主観で評価してはならないとされているのも、そのためです。また、何十項目もの評価結果をフィードバックされても、そのすべてについて心がけて改善することは困難です。精密な人事評価表を作ることは、「上司が多くの項目について時間と手間をかけて評価しているので、どうか理解してほしい」という免罪符代わりの効果があるに過ぎないと言っても過言ではないでしょう。

　本来の人事評価の目的に立ち返り発想を切り替えると、小学校の通信簿のような10項目5段階のもっとシンプルな評価でも良いのではないでしょうか。むしろ、項目が少ないほうが、評価者も評価しやすく部下も「何を改善すれば良いのか」を理解しやすくなります。このほうがはるかに部下も納得しやすく、その後のモチベーション向上に寄与することでしょう。そればかりか、やるべきことが明確になり、業務の質を確実に向上できるはずです。

　一般的に行われていることが本当に意味のあるものなのか、振り返る

視点を持つことは常に重要です。

● 人事評価を上司任せにしないのが自律進化組織

　人事評価は、客観的であるほど、部下が納得します。「誰が見ても近い評価になる」ということには抗弁しにくく、納得するよりほかないと感じられるからです。

　では、なぜ上司の主観によって評価をすることが一般的になっているのでしょうか？　それは、「評価に関する情報は、上司が収集する」という慣習に原因があります。人事評価を行っている大多数の組織が「上司が、よく部下の仕事ぶりや技能や姿勢を観察し、時には話を聞き、把握するべき」と考えているでしょう。評価の材料になる情報を揃える主たる責任は上司にあるというのが、常識ではないでしょうか。部下が「上司は全然わかってくれていない」と不満を述べれば、上司がその上司から「しっかり見てやれ」と注意を受けることになるでしょう。上司には、しっかり部下の様子を見る責任があるとされているのです。

　しかし、上司自身も別の業務を持ち、別の場所で業務にあたっていれば一人の部下でも把握するのは困難です。まして部下が多数いれば、その全員の様子を把握して人事評価をすることは不可能に近いと言っても過言ではありません。

　昭和の時代には、「そこをやるのが上司の仕事だ」とされていました。そして、それでも部下は評価を受け入れて働き続けたものです。しかし、昨今は、そんな大雑把な人事評価で部下にモチベーションを高めて働き続けてもらえる時代ではありません。転職サイトに登録することが当たり前となった今の時代では、これまで以上に納得のいく評価をできなければ職員の力を引き出すことはできないでしょう。

　そのためには、評価の材料となる情報を揃えるという不可能な責任を上司に押し付けるという構造を改める必要があります。

　それを可能にするのが、HIT-Bit です。HIT-Bit を行っていれば、「い

つ、誰が、どんなことをしたか」といった情報が、本人の口から毎日報告されます。さらにその記録が残るのですから、上司はその記録をもとに評価すれば、まさに客観的事実に基づいた人事評価が可能となるのです。

また、部下が評価されたいことについてはその情報を部下自身が報告することとし、その主たる責任は職員自身にあるという前提となります。こうした風土が職員の「わかってくれない」「見てくれない」といった他責思考をなくし、「自分のことは自分がやる」「自分が伝えたいことは自分が伝える」といった自律思考を醸成することにもなります。

■「結果だけで判断される」組織は、職員から愛されない

昭和の時代には「仕事は結果がすべてだ」「結果が出なければ、何の意味もない」といわれていました。たしかに、当時は、それでも人が辞めずに働いてくれていました。それは経済成長に支えられ、将来に希望が持てる時代背景があったからです。

しかし、昨今のような明るい将来が見えにくい状況においては、プロセスが楽しいことや、やりがいが求められる傾向があります。心を病む恐れがあるくらいなら早く退職したほうが賢明だという考えも一般的でしょう。

そのような中で、どんなに頑張っても結果しか見てもらえないならば、従業員はやりがいを感じることができません。そんな職場で長く働き続ける必要があるかは疑わしいでしょう。

そもそも、人は結果を出した時には認めてほしいものですが、実は結果ではなく、そのプロセスを認めてもらいたいものです。たとえば、素晴らしい結果を出した場合、周囲から「数十年ぶり、史上何人目の快挙だ」と結果を褒めてもらったら嬉しいものの、感動には至らないでしょう。しかしもし、ずっと応援して来てくれた親しい人が「そこに至るまでに、どんな苦労があり、くじけそうになった時があり、何を励みに頑

張り続け、離れていく人もいれば、支え続けてくれた人もあり、心が折れそうになりながらも、ついにこの結果を掴んだ」といったプロセスを動画にして上映して祝ってくれたら、涙が流れるのを止めることはできないのではないでしょうか。

　また、結果が出なかった時はなおさらプロセスをわかってほしいという感情が強くなるでしょう。たとえば、毎月の業務を期日までにこなしたように見えて、実はその陰で人知れずアクシデントに見舞われ、不眠不休で対応し、期日を守れたのは奇跡といってもよいほどの経緯があったといった場合にも、結果だけを見られて「今月もありがとう」としか言ってもらえなければ、あまりの張り合いのなさに勤め続けることに疑問を感じ始めてしまうのではないでしょうか。

　頭では「どんな困難があっても毎月期日を守るのが仕事だ」とわかっていたとしても、プロセスをわかってほしかったという感情はなくせないことでしょう。

　このように考えると、人事評価制度においてプロセスを評価することがいかに職員のモチベーション向上や生産性および定着率のアップに重要かがわかるでしょう。

　さらに最も重要なことは、今のような激変の時代に結果だけを求めていれば、病院組織自体も生き残れないということです。何が起こるかわからない時代であり、その対処方法が必ずしもあるとは限らない時代です。だからこそ、全職員が積極的に外部に目を向け、足を運び、さまざまな情報や知見や人脈を得てきては、それらを持ち寄って打開策を講じることが当たり前にできる組織であることが必要です。

　そのためには、とりあえず持てる情報を気兼ねなく出し合える風通しの良さが不可欠であり、HIT-Bitを勧めるのは、そうした組織体質を最短最速で実現できるメリットがあるからです。

　そして、「うまくいく保証はないが、やってみる価値があると思う」といった前向きな意見は、結果しか見られない職場では、とても言うことができません。結果が問われ責任を追及されてしまう組織の中では、

うまくいく保証がある施策しか提案できません。これでは、これまでに経験のない事態に対処することができないので、いずれ激変の荒波に飲まれて沈没してしまうことになるでしょう。

　したがって、これからの激変の時代には組織は「結果が出なくても、果敢に提案し、相談し、実践してみる」といったチャレンジングな言動を積極的に引き出すことが必要となります。そのためには、結果が出る、出ないにかかわらず、職員の取り組んだプロセスを的確に把握し評価することができなければなりません。

　では、結果以外の情報をどのように評価に反映するのか？

　そのためには、評価の材料になる情報を上司が収集するという常識を捨てる必要があります。そして、結果が出ていない意欲や姿勢や努力といった水面下の情報は、やはり部下の自己申告を原則にするよりほかありません。そればかりか、上司が考えもしなかったことが部下から提案されたり実践されたりすることがむしろ価値があるのです。

［ケース１］　経営理念がどれくらい現場で実践されているか？を定量評価

　HIT-Bit は、職員のモチベーションを高め、みずから考え行動する組織を実現することが最大の目的です。職員の心に向き合う以上、結果だけを評価するのではなく、職員の心を的確に把握できるものでなければなりません。

　特に、最も重要な課題の一つに「経営理念を理解し、日常の発言や行動の中で実現しているか？」という命題があります。

　その点、HIT-Bit を実施していれば、「職員一人ひとりが、経営理念をどれほど理解し、日常においても適った発言や行動をしているか」を定量評価することが可能となります。

　HIT-Bit は、毎日ミーティングをするとともに、毎日記録を残します。その HIT-Bit ノートに記載された職員の問題提起や改善提案や実践の

中で、経営理念に適った言動かどうかのタイプをつけてゆけば、経営理念がどのように現場に浸透しているかが可視化できます。タイプづけされた記載の数を数えれば、その部署や職員がどれだけ経営理念に適った発言や行動しているか、経営理念を実現しているかを定量評価することが可能です。

　ある中堅規模の民間病院（埼玉県）では、経営者が「かつて、思い入れを持って経営理念を策定したが、現場職員に浸透していない。どうすれば、経営理念に込めた目指すべき病院になるのか」と課題に感じていました。そこで、HIT-Bit を導入する際に、経営理念と連動するようにしました。そして、「この日の、この職員のこの行動は経営理念の第1項に適っている」「この日の、あの職員のあの発言は、まさに経営理念の第3項前段の考えそのものだ」というように、経営理念を反映した言動がどれだけあるかを測定することができるようになりました。

　また、その事例をタイムリーに「経営理念を体現した事例」として全職員に情報共有したところ、職員も「こういうことをすればいいのか」「理念のこの文言は、こういう言動を求められていたのか」と、具体的に理解することができるようになったため、職員が経営理念を意識して日々の業務に臨むようになり、ますます理念を具現化した発言や行動が増えたといいます。

［ケース2］　HIT-Bit は加点方式「問題職員をどうにかしなくてもよい」

　以前、ある個人病院（愛媛県）の事務長から「普段、話の輪に入らず、みんなでやることにも非協力的で大掃除や業務のローテーションなど、部署のみんなが協力してやることに本人だけ参加しないなど、和を乱している職員がいる。最近は、他の職員と衝突するようになり困っている。そこで、問題職員を退職させたい。どうすればよいか？」といった質問を受けたことがあります。「その職員に対して、どんな接し方をすれば

よいのか」「どのように指摘をすればよいのか」「書面を提示したほうが
よいのか」「退職を促す交渉にはどんな条件を提示すればよいのか」な
どについて相談されたのでした。

　ところで、そもそも、なにごとにおいても本質はシンプルで個別対応
をする必要はありません。たとえば、みなさんが風邪をひき、発熱、咳、
咽頭痛、倦怠感などの症状が次々と現れたらどうするでしょうか？　そ
れぞれの症状に合わせてその都度個別対応するのではなく、シンプルに
栄養と睡眠を十分にとり、自己免疫能力を高めて治すのではないでしょ
うか。それが本質志向の対処方法です。自己免疫能力を高めることが、
さまざまな症状さらにはその他の併発症などをすべて解決する、最短最
速の決定打です。そして、その後の、本質志向の対処方法をしていれば、
こうした症状に煩わされる必要もなくなります。

　これと同じで、本質志向のマネジメントをしていれば、問題職員とい
う症状に煩わされる必要もなくなります。本質のマネジメントとは「指
示・命令をしなくても、現場がみずから気づき考え話し合い行動する自
律進化組織づくり」にほかなりません。すべての職員が「病院の問題は
自分の問題。解決するのは自分だ」と考える組織になれば、問題職員は
生まれません。なぜなら、自律型の職員は、病院をより良くしようとす
ることこそあっても、自己中心的な言動で他の職員を傷つけたり生産性
を低下させたりするといった問題行動を起こすようなことはしないから
です。

　自律進化組織づくりをするという本質志向であれば、通常通りに
HIT-Bit を行えばよく、特段、非常時の体制を考える必要はありません。

　1日5分のミーティングを毎日行い、職員みんなが発言し、気が向け
ば応援して協力するだけです。この HIT-Bit を、淡々と続けるよう勧
めました。

　最初は、職員たちから地道に声をかけて参加するよう誘いましたが、
問題職員は参加しませんでした。しかし、ある時、本人がいない日に部
内の導線がよくないという話が出て、レイアウト変更をすることが決

まってしまいました。本人は、レイアウト変更には反対でしたが、参加し発言できる機会は与えられていたにもかかわらず、自分が参加しなかったのが間違っていたと悟ったのでした。それ以降、HIT-Bit に参加するようになりました。また、HIT-Bit に参加してみると楽しいことがわかり、発言するようになりました。今では、改善提案を上げてくれるようになったとのことです。

　良くない組織を良くするのも、良い組織をもっと良くするのも本質は変わらないので、するべきことも変わらないということです。

　ところで、わが国の多くの企業組織における評価報酬規定は、実質的には「減点方式」がとられています。基本的に給与や賞与はほぼ約束されていて「しっかり働いてくれている」という前提のもとに報酬が支給されています。そのため、もし組織の方針に合わない言動があれば本来なら、減給して是正を促すことが必要です。したがって、「ダメなものはダメ」と言えない組織は、必ず悪化していきます。ダメなものをそのままにするのですから当然です。

　しかし、わが国の文化の中では、客観的事実に基づいた説明ができなければ、減給することはできません。主観によるものとされればハラスメントと認定されかねません。誰が聞いても減給相当だと思われる事実が必要となるのです。

　ということは、挨拶や返事をしない、相手の顔を見ない、態度が悪い、物を乱暴に置く、投げるようにして物をよこす、お礼もお詫びも言わないなどといった程度の問題行動では、減給によってダメなものはダメなのだということを突きつけることはできないのです。

　この点で、減点方式には大きな限界があるというわけです。では、どうすれば良いか？

　HIT-Bit を行うことによって、加点方式の評価報酬を実践することです。なぜなら、1日5分のミーティングで、誰がどんな問題提起をしたか、改善提案をしたか、実践したかなど、数字などの結果に現れない水面下の意識・姿勢・努力をも言語化し記録に残すことによって、定量評

価できるようになるからです。

　加点方式で、日々の取り組みが賞与に反映される様子を見れば、問題行動をしている職員も、自分がいかに損をしているかを目の当たりにすることになります。結果的に、「ダメなものはダメだ」と思い知らされることになるのです。

　減点方式では、減給するなど事実上できず、問題行動を是正できないので、組織は腐敗していきます。これからはHIT-Bitを活用するなどして、加点方式で頑張った人が報われる組織へと思い切って舵を切るほうがよいでしょう。

［ケース3］　上司の主観を徹底排除し、事実だけに基づく純客観的人事評価

　あるデイサービスでは、統括責任者が、「上司が部下を評価すればどうしても主観が働いてしまう」ことに疑問を感じ、ある時、人事評価のプロセスから上司の主観を徹底して排除することにチャレンジしました。これ以上、部下が納得する人事評価制度はないでしょう。この方法を、片側盲検評価法（通称：芥川賞方式）と呼んでいます。

　その具体的な方法は、まず、HIT-Bitノートから、半期の間の「いつ、

図表4―14　片側盲検評価法の概容　①

4/1 プロジェクトを立ち上げた by A社員

5/10 困難クレーマーに対処した by B社員

6/15 競合の情報をキャッチした by C社員

7/5 商品をメディアに載せた by C社員

8/20 他部署の欠勤をカバーした by A社員

9/25 大胆な組織改革を提案 by B社員

10/1 上司の指示に迅速に対応 by C社員

12/20 他部署と連携して新たな事業 by A社員

1/10 これまでにない勉強会実施 by C社員

・申告する・しないは、個人の自由
・どんな内容をいくつ申告しても自由
・ガイドラインが必要ならば、みんなで策定

誰が、どんな発言・行動をした」という記録のカードをすべて抜き出しました。それが1,000枚ほどになりました（図表4—14①）。

図表4—14　片側盲検評価法の概容 ②

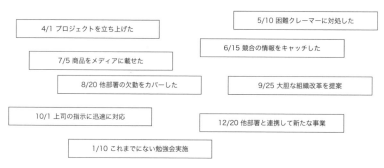

- 「誰の」のバイアス(人)を排除して、客観的(事実)を価値づけする

すべてのカードから、一度、「誰が」を切り離します（図表4—14②）。残った「いつ、どんな発言・行動をした」という情報だけが残ったカードを、さまざまなタイプに分けて、価値序列をつけました（図表4—14③）。

図表4—14　片側盲検評価法の概容 ③

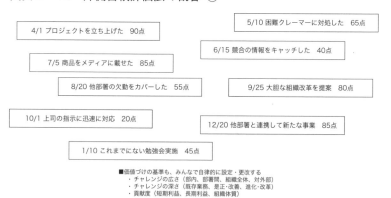

■価値づけの基準も、みんなで自律的に設定・更改する
- チャレンジの広さ（部内、部署間、組織全体、対外部）
- チャレンジの深さ（既存業務、是正・改善、進化・改革）
- 貢献度（短期利益、長期利益、組織体質）

たとえば、気づき、相談、提案、実践、良い結果などの序列に分けて、点数をつけます。また、改善の中でも、業務の是正か、進化かで、点数が異なります。

　さらに、より広く人を巻き込んだほど高い評価、より遠くの人に貢献したほど高い評価となります。それぞれを点数化すると、1,000枚のカードのスコアが決まります。誰の言動かわからないので、「この職員だから良いだろう・悪いだろう」というバイアスが働かず、主観が入る余地はありません。

　そうなった時点で、スコアのついた「いつ、どんな発言・行動をした」というカードに、「誰が」を再びつなぎ合わせます（図表4—14④）。

図表4—14　片側盲検評価法の概容　④

4/1 プロジェクトを立ち上げた　90点

5/10 困難クレーマーに対処した　65点

7/5 商品をメディアに載せた　85点

6/15 競合の情報をキャッチした　40点

8/20 他部署の欠勤をカバーした　55点

9/25 大胆な組織改革を提案　80点

10/1 上司の指示に迅速に対応　20点

12/20 他部署と連携して新たな事業　85点

1/10 これまでにない勉強会実施　45点

・客観的に価値づけしてから、各個人の判定に進む

　最後に、職員ごとに、スコアのカードを分けることで、職員ごとのスコア総合計点が明らかになります（図表4—14⑤）。誰の総合計点が最

図表4—14　片側盲検評価法の概容　⑤

4/1 プロジェクトを立ち上げた　90点
8/20 他部署の欠勤をカバーした　55点
12/20 他部署と連携して新たな事業　85点

A社員　230点

5/10 困難クレーマーに対処した　65点
9/25 大胆な組織改革を提案　80点

B社員　145点

6/15 競合の情報をキャッチした　40点
7/5 商品をメディアに載せた　85点
10/1 上司の指示に迅速に対応　20点
1/10 これまでにない勉強会実施　45点

C社員　190点

も高いかは、統括責任者もこの時点で初めて知ることとなります。

　芥川賞の選考も、審査員は誰の作品かを知らされずに読んで審査することになっているとのことなので、「芥川賞方式」と呼んでいるというわけです。

　果たして、職員ごとの総合計点数を確認したところ、統括責任者も副責任者も、意外な職員が最高得点だったことに驚いたそうです。

　世間では、評価者のバイアスを外すべきといわれつつも、バイアスによる評価が横行している中、このようにバイアスを徹底して排除する組織もあるのです。

［ケース4］　驚くほど部下が納得する人事評価フィードバック

　人事評価をする病院では、半期または通期に一度は、上司が部下とのフィードバック面談をしているのではないでしょうか。そこで、それまでの半年間の評価を伝え、これからの半年間の期待や助言を伝えていることと思います。

　しかし、それまでの半年間の評価を伝える場面は、たいていデリケートです。場合によって部下は「ここでしっかり主張して良い評価を勝ち取らなければ」と、さながら労使交渉のような気持ちで臨んでくる場合もあります。思いがけないアピールをして上司の心象を良くしようとする職員もいます。

　ところが、上司側に、評価結果を説明するだけの根拠が十分になければ、「とにかく、このような評価になった。わかってほしい」と押し切る形になり、まさに主観の押し付けが関係を悪化させるばかりとなります。

　その点、HIT-Bit を行っていると、この上司と部下の面談が驚くほど円満な場になります。なぜなら、HIT-Bit ノートにこの半期の仕事ぶりがすべて記録されているので、上司はその記録を読んでから面談に臨む

ため、具体的な事実を挙げて評価して見せることができるのです。また、部下は、アピールすべきことはすべて HIT-Bit で発言して記録に残されているので、いまさらアピールすることはありません。自分が日々の HIT-Bit で挙げた事実をもとに、客観的に評価されるので、納得できないことがないのです。

　あとは、「これからの半年間に、どんなことをやっていきたいか」と希望を話し、上司がそれを応援するので、今後の半年間が楽しみになり、部下は心が明るく元気になって面接室から出てくるということになります。

　評価もフィードバックも感覚的に行って、すっきりしない組織が多いのが実情ですが、このように蓄積した事実情報をもとに理性的に行うと信頼関係が増し、より働きがいのある組織になります。

自律進化が永遠に起こり続ける組織体質の完成

　これまで、組織を良くするために、多くの企業や病院がさまざまな取り組みをしてきました。しかし、残念ながらその時だけで終わり、今に続いていない施策もまた数限りなくあります。例に挙げたフィッシュ哲学、サンクスカード、3分間スピーチなどのほかにも、さまざまな手法が流行しました。ただし、重要なのは、そうした施策以来、組織が変わったのかどうかということです。

　これからの激変の時代には、その時限りの施策を取り入れてはやめるといったロスを繰り返す時間も余裕もあるとは考えないほうがいいでしょう。確実に効果が上がり、その効果が持続する施策だけを選択し、力を集中することが望まれます。

　その点 HIT-Bit は、マネジメント、リーダーシップ、コミュニケーション、モチベーション、エンゲージメント、ホスピタリティなどのマインドを向上する施策でありながら、その効果を定量評価することができるので、さらに「風通しの良さ」および「自律進化度」を人事評価制度に

反映することが可能な手法です。

　管理職は、自分の部署の「風通しの良さ」および「自律進化度」をどれくらい向上したかが、みずからの人事評価に反映されます。

　そのため、HIT-Bit の時でもそれ以外の時でも「常に、より一層風通しを良くして部下にとって話しやすい環境づくりをしたい」と心から思えるようになります。また、部下の意見を引き出し、「常に、一つでも多くの自律的な進化が起こり、これまでになく素晴らしい自律的な進化が起こるよう、良い環境づくりをしたい」と考えるようになります。人事評価に反映されることによって、管理職となった人は誰でも、「自律進化組織づくりは、単なる理想ではなく、病院組織が真剣に実現を目指している課題なのだ」と理解するようになるからです。

　さらにその結果、部下である職員にとっては、常に発言しやすい環境となり、常に新たな問題提起や改善提案をすることが認められ喜ばれる職場となります。それは出勤するのが楽しみな刺激的な職場であるということでもあります。

　したがって、どんなに人が入れ替わっても、管理職となった人は常に自律進化組織となるための環境づくりに真剣に取り組むこととなります。また、部署の職員がどんなに入れ替わっても、その部署の職員となった人は、常に言いたいことが言えてやりたいことがやれる環境の中で、さまざまな問題提起や改善提案をのびのびとすることになります。

　「あの管理職がいたから良いチームになった」というような属人的なスキルに依存していれば、それは永続可能な組織体質とはいえません。その点、HIT-Bit は人事評価制度と連動することによって、経営者・管理職や職員がどんなに入れ替わっても、自律進化が永続することが可能になる仕組みです。もう、その場限りの施策を導入してロスを繰り返す必要はありません。

　世の中には、さまざまな理論や施策やコンサルティングが出回っています。そのため、「あの施策を試してみたい」と思うこともあるでしょう。しかし、これからは、やってみて効果が持続しなかった、というわ

けにはいきません。今は、かつての高度経済成長期のような、楽しい研修や目先の変わった施策を取っ替え引っ替えやってみるという牧歌的な時代ではありません。したがって、費用と時間と労力を無駄にすることなく、着実に効果が上がり、その効果が持続する取り組みにだけ経営資源を集中し、真剣勝負をしてゆく必要があります。

　効果が永続し、「あれ以来、組織が変わった」といえるようになるためには、変化の進捗を定量評価し、人事評価に反映する仕組みが内蔵されているプログラムを選ぶことが重要となります。

第5部

自律進化組織づくりのゴール

　世の中には、あまりにも多くの理論やテクニックが出回っているものの、今もって「毎週のように現場から問題提起や改善提案が上がってくる」といった自律進化組織は見受けられません。そのため「自律型の組織をつくることは難しい」と思っている人も少なくないことでしょう。

　しかし、本質はシンプルであり、実は、本当に自律進化組織を実現する方法は、それがすなわち自律進化組織を最短最速で実現する方法でもあります。

　では、なぜ、なかなか実現されないのでしょうか？

　それは、昭和から平成にかけて長らく続いたトップダウン型の文化が社会にもわたしたちにも染みついているからです。文化を変える最短最速の方法は、新しい文化を体感できる環境に身を置くことです。ちょうど、何年も、毎週スクールに通い続けても、なかなか英会話を習得できませんが、誰でも英語圏に飛び込んで生活すればわずか3カ月も経てば、簡単な日常会話ができるようになってしまうのと同じです。

　自律進化の文化に毎日触れるというシンプルなことを地道に続けさえすれば、確実に自律進化組織へと変わることができます。特別な講義もシステムも優れた人材も必要ないので、コンサルタントが勧めてくる目新しい理論やプログラムに振り回される必要もありません。

第1章 経営とは「職員からの OUT-Put を引き出し切れるか？」の挑戦

自律進化組織を実現するうえで、最も重要なこと

　自律進化組織を実現するうえで、最も重要なことは、「OUT-Put に徹すること」です。職員の思い、考え、知識、価値観をすべて引き出すことです。その中に、価値のないものもあれば、有益な知見もあるからです。全員がポケットの中身をすべてテーブルの上に出してみてからどうするかを決めればいいのです。また、それらをどのように生かすことができるかという知恵も提供されるでしょう。

　こうして、全職員が持てる知見をすべて出し合い全力で考え行動する以上に、組織の生産性が高まることはありません。したがって、組織が自律進化するようになるために経営者・管理職がするべきことは、ただ一つ、職員の思いや考えや価値観を「OUT-Put させることに徹すること」です。

　人間には、「自分をわかってもらいたい」という根源的な欲求があります。そのため、上司自身もどうしてもつい自分のことを OUT-Put してしまいがちになります。上司の意見は、上司自身が想像しているよりもはるかに強く、たちまち部下たちの意見を述べようとする気持ちを阻害し、迎合させてしまう作用があります。「上司に任せておけばいい」と依存的にさせてしまうことすらあります。

　経営者・管理職のみなさんは、自律進化組織づくりとは、「自分の考えや思いや価値観を話すことを、どこまで差し控えられるか？」の挑戦であると考えておくと良いでしょう。

第2章 「関係性づくり」こそが、組織開発の本質

　職員間の人間関係トラブルがあった時には、その一方もしくは両方を異動させて済ませるという医療機関も少なくありません。しかし、たいていの場合トラブルメーカータイプの職員は、異動先でもまた他の職員を傷つけるなどして、同じことが繰り返される傾向にあります。何の罪もないのに傷つけられた職員が退職してしまうことも珍しくありません。結果、最も守られているのはトラブルの原因になっている職員のほうだった、ということもあります。このような例は典型的でしょう。こうした問題が起こったことのない医療現場を探すほうが、難しいくらいではないでしょうか。

　しかし、こうしたトラブルが起きた時に対処することになるのは各部署の管理職となりますが、人間関係調整の知識や技術を習得した管理職はほとんどいません。異動させるべきかどうか、どのように注意・指導するか、などの責任を職員間トラブルの対処に不慣れな管理職が一人で負うことになっていることが多く見受けられます。うまく決着できなければ、状況が悪化して他の職員に大きな負担を強いることにもなりかねませんから、管理職にとっては非常に気が重い役回りでしょう。

　部下からは「なんとか収めてほしい」と対応を求められる一方、経営者・幹部職員からは、「そこをなんとかするのが管理職だ」と対応を任され、多くの管理職が板挟みに苦しんでいるようです。多くの管理職から、「頼まれて管理職になったが、チームの取りまとめについては、上司から助けてもらえない。組織に守られている気がしない」という声が聞かれるのは、こうしたところにも原因があるようです。

　「管理職は、管理職を辞めたがる」「管理職でない者は、管理職になりたがらない」という傾向があるといわれていますが、それも頷けます。

　こうなる原因は、多くの組織において、「関係性づくり」の研究がな
されてこなかったからといえます。

　組織の生産性を左右する最も大きな要因は、職員間の関係性です。お
互いに理解し、応援し、協力し合う組織では職員の力が何倍にもなりま
す。やれるとは思っていなかったことが、やれそうな気がしてきたり、
そのうちの一部が実際に実現したりすることもあるからです。自分たち
が想像もしていなかった展開が起こる可能性が生まれてくるのです。一
方、周囲から理解されず応援も協力もされない組織では、やれるはずの
こともやりたくならないでしょう。

　周囲から理解され応援され協力される組織では、自分の可能性が広が
るので、もっと働き続けたいと感じるでしょう。一方、周囲から理解さ
れない職場では本来持っている能力を発揮するどころか退職したくなっ
てしまうのではないでしょうか。

　それほど重要な、この「関係性づくり」を、意図的・作為的に行わな
いことが、どんなに大きな損失となっているかおわかりでしょう。いま
すぐ「関係性づくり」をベースにした組織開発を検討することをお勧め
します。

第3章　依存と他責発想なき「自治組織」

　昭和の時代は、およそ「なにごとも上が決める。下は黙って従え」というトップダウンの文化でした。その結果、部下は「自分たちで考えて判断する必要がない」と依存的な思考になったことは当然でしょう。そして、考えて判断することを放棄して、ただ上司の決定に従ったのに思うような見返りが得られなければ、部下は「それは、自分の責任ではない。上司のせいだ」と思い、必然的に、他責発想となります。

　おかしなことに経営者・管理職は、みずからトップダウンの組織にしておきながら「部下が依存的だ。他責発想だ」と悩んでいる、という状況をしばしば見かけます。これでは、上司も不満を持ち、部下も報われず、組織の生産性も低下するばかりです。

　そこで、この構造を180度切り替えて、ボトムアップの文化にすることが重要です。ボトムアップの組織になれば、なにごとも現場の職員がみずから気づき、考え、話し合い、答案を上げ、行動することが原則となるので、職員が上司や組織に対して依存的になることはありません。また、事態が思うようにならなくても、上司や組織のせいにすることはありません。なぜなら、自分たちが言いたいことを言い、みずから出した答案をもとに行動しているので、思うようになっていないのは自分たちの言動の結果だからです。そして、より良い結果を出したいと思えば、再度、自分たちで考え行動するだけです。誰かに依存することはありません。

　このように、上司が支配し管理するトップダウンの文化を一掃して、部下がみずから考え行動するボトムアップの文化に切り替えることが重要です。

　経営者・管理職の「部下が依存的だ」「他責発想だ」という不満も、

現場職員の「言われた通りにやったのに報われない」という不満もなくなります。

第4章 職員の幸せ「この職場にはお金では買えない体験がある」

　医療業界では、職員の定着が課題であり、そのためにはいかに職員満足度を向上するかがテーマとなっています。しかし、そもそも、離職の防止以前に、経営が安定し、発展し、地域への貢献を持続可能にしてゆくためには、なによりもまず「職員を幸せにする」という命題を経営の中核に据える必要があります。なぜなら、職員を幸せにできなければ、その職員が患者や地域に対して心を込めたサービスを提供することができず、そんな医療機関は患者や地域から支持されないので、地域の中で生き残ってゆくことができないからです。

　かつての日本では「お客様は神様です」「会社のために尽くせ」と、顧客第一や会社第一が公言されることもありました。しかし、それは、高度経済成長という背景があり、従業員が自己犠牲を払っても勤め続ければ納得のいく報酬が得られるという希望が持てる時代だったからです。今日では、力を尽くしても報われるという希望を持てないので、常に退職が視野の中にある時代となっています。したがって、今では「職員第一」でなければ、組織が成立しないというわけです。

　では、職員にどのような幸せを提供できるのか？　この点も、昭和の時代の感覚が抜けず、履き違えている企業組織が少なくありません。すなわち、「給与や休みを十分に提供することが職員の幸せであり、離職防止につながる」という考え方です。

　これは一定の効果があるかもしれません、しかし、金銭的報酬を増やすには原資が必要です。休みを増やすにも、その分の人手を雇用したりアウトソーシングを利用したり、もしくはシステムを導入するにあたっての原資が必要となります。費用をかけて職員の定着を買おうとすれば、企業体力が奪われ、消耗戦となりますが、その出口はありません。

経営論から言っても、いかに費用をかけずに生産性を上げるかが、経営手腕の見せ所でもあります。

　では、職員に費用をかけずに、どのような幸せを提供できるのか、それは、「この職場には、お金では買えない体験がある」「この仕事には、理屈じゃない魅力がある」「この病院ほど、自分の可能性を広げてくれるところはない」といった、やりがいや誇りにほかなりません。それは、組織や上司からの指示・命令によって行動した時には、絶対に生まれません。みずから気づき考え、やるかやらないかを自分で決めて行動した時にのみ「お金では買えない」「理屈じゃない」という強烈なやりがいや誇りを感じることができるのです。実は、人のモチベーションが最大化する条件は、自分でやるかやらないかを決めるというプロセスにあるからです。つまり、職員が自律的に考え行動できる職場こそが、職員を最も幸せにする環境だといえるのです。

　多くの組織では、その最も重要な「やるかやらないか」を経営者・管理職が決めてしまい、やると決まってから作業だけが現場に下りてくる構図になっています。誰かが決めたことを任されてもモチベーションが上がるはずがありません。にもかかわらず、多くの経営者・管理職が「なぜ現場はやる気がないのか？」と悩んでいる、という滑稽な状態になっているのです。

第5章

職員がいきいきとしている時以上に生産性が高い状態はない

　かつてある病院で、「大手研修会社の講師を招いて接遇研修を開催する。見学してもよい」と許可をいただき、当日、訪ねました。いわゆるビジネスマナーをベースとした接遇テクニックの説明や簡単なロールプレイがあり、講師の熱心な講義は60分ほどで終了しました。しかし、中には、研修会場に来て椅子に座るなり、腕組みをして眠ってしまった職員もいました。せっかくの講義も、これでは生かされません。

　そんな様子を見てからは、わたし自身が接遇研修を受託した時には、必ず冒頭で、接遇によってどんなドラマチックな場面が生まれるか、という話をするようにしました。

　医療現場で、ルールにとらわれず、患者の心に寄り添った対応をすれば患者や家族は感動して、涙を流して喜んだり手を握って感謝されたりするものです。これまでの接遇向上コンサルティングの中で実際に起こった事例を挙げてその様子を伝えると、受講されている職員の方々は、しばしば涙を拭いながらエピソードを聞いていました。そうして、心に寄り添った接遇をすることで、自分たちがエネルギーをもらえることがわかると、「では、どうすればそんなに素晴らしい場面が生まれるのか？　具体的な接遇の方法を知りたい」と言われるようになります。

　その後、職員の方々は非常に熱心に受講され、終了後にも何人もの方々から、「感動しました」「ぜひ実践します」と話しかけられました。研修後に、個人的に自律進化組織研究所のセミナーに参加され、感動が生まれる接遇をより深く学ばれた方が、何人もいました。

　先述の接遇研修の場合のように、モチベーションのない人には、どんなに優れた知識や技術を伝えても、それを活用する気がないのでまったく意味がありません。一方、モチベーションが高い人は、みずからもっ

と取り組もうとするので、驚くほど学び、素晴らしい成果を上げるように
なります。

　つまり、「職員がいきいきとしているとき以上に生産性が高い状態は
ない」ということです。ちょうど、受験する気のない子供に受験参考書
を買い与えたり家庭教師をつけたりしても、子供には迷惑なだけで拒絶
されてしまうのと同じです。反対に、どうしても志望校に入りたければ、
自分で参考書や家庭教師を探してきて、真剣に学ぶので学力も大いに伸
びるでしょう。こんなに当たり前のことが、企業組織ではあまり行われ
ていないのが不思議なくらいです。

　特に医療機関における高度で専門的な業務は、職員のモチベーション
がその成果に大いに影響します。物を運んだり並べたりするだけのよう
な単純作業は、モチベーションが高くても低くても出来栄えに大きな差
は生まれにくいのですが、複雑な業務や創造性が求められる業務、判断
を要する業務などは、モチベーションによって、成果がまったく異なり
ます。したがって、今後、病院組織の生産性を向上したければ、まず職
員のモチベーションを高めることに注力することが不可欠です。

　経営者・管理職は、「職員をいかに動かすか？」を考えるのではなく、
「職員をいかに明るく楽しく元気にするか？」を探究することです。職
員が明るく楽しく元気になるには、常に周囲から理解され、応援され協
力される「周囲との関係性」を築くことに尽きるでしょう。そして、
日々のコミュニケーションがなければ、それを感じることはできません。

　そのためのコミュニケーションモデルが HIT-Bit です。

　どんな理論や技術や施策を取り入れるよりも、職員の心が明るくな
り、元気になって、日々目を輝かせて現場に臨む組織をつくることです。
そうすることが、他のどの病院よりも職員を幸せにし、それが患者や家
族に最高のホスピタリティを提供することにつながります。必然的に離
職が減り、入職希望者が増えるでしょう。無用な人材紹介料金を支払う
必要もなくなるでしょう。できるだけ費用をかけずに病院組織の生産性
を上げようとするならば、突破口は経営資源のうち「ひと」を生かすこ

としかありません。しかも、最もレバレッジ効果（投資対効果）が大きいのが「ひと」なのです。

　そんなやりがいと誇りと感動に満ちた病院になれば、全職員が全力を尽くすので、どんな激変の荒波も乗り越えて行けるはずです。あとは、「組織づくり」を、やるか、やらないか、です。

あとがき

　わたしが新卒で入社したのは証券会社でした。売上至上主義のまるで軍隊のような会社だったことを覚えています。しかも、新規店舗だったので、ひたすら新規開拓に明け暮れました。しかし、子供のころに『巨人の星』『サインはV』などのスポーツ根性漫画を観て育った世代なので、証券マンになってノルマを負わされたり、テレビCMで「24時間タタカエマスカ」という歌が流れていたりしても、「働くとはそういうものだ」と考えており、まったく違和感はなかったものです。これが、高度経済成長に支えられた昭和の社会文化だったのでしょう。多くの企業組織は、社内で理不尽なことすら罷り通る問答無用のトップダウンの文化が大半だったのではないでしょうか。

　ところが、1990年12月29日にバブルが弾けて株価が急落しました。これが平成元年、失われた30年の始まりでした。大企業が次々と倒産し、わたしたちは「理不尽なことも我慢して働いていれば必ず報われる」というそれまでの常識を打ち砕かれました。

　心を病んだり、辞めたりする人が急増したのも無理ありません。そこで、企業組織は「どうやら従業員のモチベーションを上げなければいけない」と気づき始めたのです。「社員が自分で目標を立てたほうがモチベーションは上がるはずだ」と多くの会社が目標管理制度を導入したのもこの頃です。しかし、上司からは「自分で考えて行動しろ」と言われながらも一方で「余計なことをするな」とも言われたものでした。つまり、経営者・管理職の多くが「ボトムアップが大事なことはわかっているが、トップダウンの居心地の良さも捨てられない」時代だったのでしょう。

　このころ、わたしは縁あってある健診センターの事務課長職に就きました。ベテラン揃いで女性ばかりの事務部門でしたが、職員たちは「上層部はわかってくれていない」と不信感を抱いていました。一方、その

上層部は「現場が何を考えているのかわからず、扱いにくい」という猜疑心にとらわれていました。その間に立たされたのがわたしだったのです。

　見ていると職員たちは、日々、あれこれ不満を言いながらも案内表示を作ったり、レイアウト変更をしたり、マニュアルを作成したりと、さまざまな改善をしていることがわかりました。その様子を上層部に伝えれば、互いの関係が良くなるに違いありません。

　そこで、事務部門では、毎日、終業時間前に集まって話す時間を設けました。「どんなに小さなことでもいい。なんでもいいから話してほしい」と一人ひとことずつ発言してもらいました。職員の発言を引き出すほど、問題提起や改善提案が上がり、わたしや上層部の予期していなかったファインプレーが次々と飛び出しました。

　結果、業務の効率や精度、接遇も向上したのです。これが HIT-Bit の原型です。ただ、当時は「振り返りミーティング」と呼んでいたのですが、スタッフから「一日働いて夕方からミーティングとは、聞いただけでうんざりする」との声があり、名称を変えました。HIT-Bit とは「みんなが大なり小なりヒット（HIT）を打っているので、そんなことも含めていろいろ話し合うために、ちょっと（Bit）だけ集まろう」という意味です。

　その後、コンサルタントとして多くの医療現場にかかわらせていただき HIT-Bit を実施していただくと、いずれの現場でも「言いたいことが言えてやりたいことがやれると、職員が元気になり、想像以上に生産性が上がる」ということが実証されました。

　さて、2019年12月に中国武漢市で新型コロナウイルスが確認されました。これが令和元年でした。翌年２月にダイヤモンド・プリンセス号におけるクラスターを発端に、日本国内における新型コロナのパンデミックが拡大しました。何が起こるかわからない、どう対処すればよいかを誰も知らない、そんな激変の時代に突入しました。

　外食・観光業で廃業が相次ぐ中、航空会社の客室乗務員が他業界に出

向して事務や店舗販売をするなど、業界を超えたり、業態を変えたりして生き延びようとする企業も現れました。もはや「会社や上司が答えを持っているとは限らない」「自分を守るのは自分しかいない」ということを思い知らされ、わたしたちはまたしてもそれまでの常識を打ち砕かれたのです。

　実際、多くの企業で、兼業・副業を解禁する傾向が加速しました。企業組織と従業員の関係性が完全に変わったのです。

　このように、奇しくも、昭和・平成・令和といった区切りで、わたしたちは、社会文化とともにマネジメントの在り方について、劇的な変化を強いられてきているのです（図表A―1）。

　報道によれば、新社会人の３割が、転職サイトに登録しているといいます。親睦会や会議の機会が減り、リモート・ワークが増えました。さらには働き方改革の一環で、総労働時間を縮減するあまり、就業時間内は多忙となり余計なコミュニケーションをとる余裕は激減しています。そんな、つながりの希薄な時代では、職員の定着は最重要課題です。万一、欠員が生じても補充は困難です。医療業界に限らず、「人はどこにいるのか？」といわれるほどで、人材難どころか「求職者の応募自体がまったくない」人材蒸発の状態となっています。

　さらに、昨今は厳しく指導するとハラスメントととられてしまったり、メンタル不調を引き起こしてしまったりと離職につながりやすいため、そうした中で職員を育成して組織の生産性を維持・向上することは至難の業となっています。

　もはや、経営者・管理職がトップダウンの居心地の良さに未練を抱いている場合ではありません。一日も早く、思い切って従業員の価値観を起点とし、徹底したボトムアップのマネジメントへと舵を切り、職員が明るく楽しく働ける職場を実現しなければ、経営が足下から揺らぎかねないのではないでしょうか。

　とはいっても、新たな投資をする必要はありません。なぜなら、「ひと」という経営資源にはとてつもないポテンシャルが秘められているか

図表A―1

	昭和	平成	令和
社会背景	➢高度経済成長期。理不尽なこともド根性で乗り切れれば、老後も安心だった時代 ➢転職や独立なんて、愚かな人間のすること	➢失われた10年に始まる低迷期 理不尽を我慢しても報われない時代 ➢無理して働いて病んでも誰も助けてくれない	➢会社が社員を育てたり守ったりしてくれると思ったら大間違い。労使は対等な契約 ➢お金じゃない、理屈じゃない、と思えることを仕事に
主流となる組織文化	トップダウンこそ、最も生産性が高い 目的も手段も考えさせない	ボトムアップも必要と感じ始めた 目的を与える	ボトムアップこそ組織活性化の生命線 目的も手段も自分で考える
組織文化をあらわす上層部のシンプルな表現	「つべこべ言わずに黙ってやれ」 一律に強要し、一律の待遇に	「やりたいと思え」 できるだけ一律に働かせるよう介入する	「思うようにやってごらん」 できるだけ干渉せず、チャレンジを引き出す
経営者・管理職の思考回路	どうすれば意のままに働かせることができるか？ 上層部の価値観をわからせたい 「どうすれば、自分の価値観をわからせることができるのか」	素敵な展望に共鳴させれば、喜んで働くはず 上層部の価値観に賛成して欲しい 「どうすれば、自分の価値観に共感させることができるのか」	人間は、自分の価値観を解放できて初めて活性化する職員の価値観をいかに解放するか 「どうすれば、部下の本音を引き出し応援できるのか」
モチベーションの意味	言われた通りに頑張る意欲を、モチベーションという	与えられた展望に賛同して頑張る意欲をモチベーションという	自分の価値観を解放し、「お金じゃない」と熱中できること
組織づくりの考え方	教えればやる気になるはず	教えた通りに考えさせればやる気になるはず	本人の心の中から現れたやる気こそ本当のやる気
組織論の常識	経営者・管理職の価値観が起点。 あからさまなIN-Putが当たり前。集めて教える「詰め込み教育」が主流。「教えたんだからやれ」	経営者・管理職の価値観が起点 結論ありきのIN-Putながら、形式上「考えさせる研修」が主流。「自分たちで考えたんだからやりたいよね」	職員一人ひとりの価値観が起点 IN-Putをできる限り排除し、職員からのOUT-Putを引き出すことに徹して、自律化 ・活性化をはかる
人材育成の方法、研修会社の提案	理念・社訓の唱和、地獄の猛特訓、鬼十則、理不尽な命令への耐性を習得、夜討ち朝駆けが美徳 水飲み禁止とうさぎ跳びで、精神力を鍛えるという精神論 競争と表彰が組織を強化する	ビジョン、クレド、理念が大事。ディスカッションと抱負の発表。セグメント別研修など。形式的には民主的。目標管理制度という名のノルマ管理。上層部が敷いたレールの上で自分らしく走らせる	自分たちが必要と感じる研修をみずから企画・構成。実地体験、プロジェクト立ち上げなど、研修の概念を超えた実戦的取り組み。上層部が思いもよらないところへみずからレールを敷き進んでゆく
評価	実質的には、一律評価	成果主義、プロセスへの関心なし	結果もプロセスも認める評価
組織体質の本質	完全トップダウン型組織	形式的ボトムアップ型組織	実質的ボトムアップ組織

らです。昭和・平成の時代は、「ひと」とは、経営者・管理職が思い描いたことを実行する存在だったことでしょう。このようなとらえ方を「ひと1.0」ということができるでしょう。しかし、トップダウンの居心地の良さを手放し、職員の価値観を解放すれば、「ひと」は思いもかけないような問題提起や改善提案、それまでになかった人脈を持ち寄り、経営者・管理職が想像もしなかったパフォーマンスを実現する存在となります。

このように想像を超えたパフォーマンスを実現してくれる存在というとらえ方を「ひと2.0」ということができるでしょう。そして、一寸先は闇のこれからの激変の時代は、もはや、これまでのマネジメントの延長上、マイナーチェンジでは生き残れません。思い切ったマネジメント改革が必要です。

しかし、それは単に「人の価値観を解放する」だけです。すなわち、「ひと2.0」のポテンシャルを引き出すことに徹することです。未曾有の事態に立ち向かえるかどうかは、未曾有のポテンシャルを引き出せる組織かどうかにかかっているからです。

まだ、そのことに気づいている企業組織は稀ではないでしょうか。そのため多くの経営者・管理職が、いまだに技術や知識やシステムに解決策を見出そうとしているように見受けられます。したがって、大勢の意

図表A—2

これまでの常識にとらわれないマネジメントへ

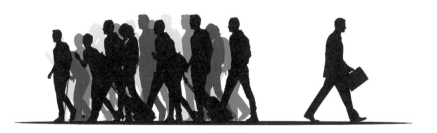

見に惑わされていては、生き残れないでしょう。コンサルタントが提供する目新しい理論やコミュニケーション・テクニックも、それによって、職員の目が輝く組織になるのかどうか、見極めなければなりません。これまでの常識にとらわれてはなりません（図表A―2）。

　最強の最終兵器は、みなさんの目の前で日々頑張ってくれている職員の方々です。組織の力を最大限引き出すための最短最速の方法は、思いのほかシンプルです。あとは、やるか、やらないか、です。

読者特典［無料］のおしらせ

　激変の荒波を乗りこえるための組織づくりをするなら、待ったなしです。そこで、自律進化組織づくりへ、思い切って踏み出そうとする方々のための無料特典を設けています。

◆　「1 Day セミナー（HIT-Bit 説明会）」（随時）
・　主にリモート開催です。
・　お申込み後、当面の日程をお送りします。
・　上司・部下の方々も無料で、ご一緒に参加いただけます（お取り組みが加速します）。

◆　「個別相談」（随時）
・　主にリモート開催です。
・　ご希望の時間（最長60分程度）で開催します。
・　お申込み後、日程を調整しましょう。

◆　「月例勉強会」（毎月）
・　主にリモート開催です。
・　お申込み後、当面の日程をお送りします。
・　参加できる時・参加したい時だけのご参加でも結構です。

　いずれも、本書をご購入くださった方は、無料でご参加いただけます。お申込み・お問合せはこちらからお願いいたします。

https://pcs-c.com/ctusforbook01/

著者プロフィール

三好　章樹（みよし・あきしげ）

略歴
・1965年生まれ。東京都出身。明治大学法学部卒
・人材育成・組織開発コンサルタント
・医療機関職員養成専門学校にて教職員、CRO（医薬品開発業務受託機関）にて人材事業部、健診センター事務課長、特別養護老人ホーム施設長などに従事
・2005年、自律進化組織研究所（旧称：患者サービス研究所）を創設。管理職研修、接遇研修、コンプライアンス研修、HIT-Bit（R）（登録第6318165号）を活用した組織開発コンサルティングに従事。各種研修において延べ24,000人を対象に講演、組織開発コンサルティングにおいて延べ3,600人の経営者・管理職を対象にサポート、あわせて延べ1,200施設を支援
・2017年より、公益社団法人日本医業経営コンサルタント協会認定医業経営コンサルタント（登録番号7905）
・2017年より、東京都医療勤務改善支援センター　医業経営アドバイザー

出版実績
『病院・クリニックの現場改善マニュアル』（ぱる出版　2009年）
『医療現場を変える接遇力』（共著／医療タイムス社　2010年）
『医療接遇スーパーバイザー実戦読本』（日総研出版　2012年）

主な執筆実績
「医療現場のモチベーション・マネジメント」（『病院羅針盤』産労総合研究所）、「1日5分で自律進化組織を創る方程式」（『最新医療経営 Phase 3』日本医療企画）、「モチベーション管理」（『CLINIC BAMBOO』日本医療企画）、「VUCAの時代を乗り切る人と組織のマネジメント」（『月刊　医療経営士』日本医療企画）、「間違いだらけの患者接遇」（『医療タイムス』医療タイムス社）、「グリーフケア　～哀しみの人間学～」（『医療タイムス』医療タイムス社）、「進化する組織の人間学」（『医療タイムス』医療タイムス社）、「スタッフが活性化する気づきの報告＆記録のシカケ」（『病院安全教育』日総研出版）、「間違いだらけの患者接遇」（『月刊保険診療』医学通信社）、「現場を変える組織戦略」（『月刊保険診療』医学通信社）、「だから組織が変わらない！間違いだらけの人材開発」（『人事マネジメント』株式会社ビジネスパブリッシング社）　など

講演・コンサルティング実績
国立病院機構、国立大学医学部附属病院、私立医科大学付属病院、済生会病院、赤十字病院、全国自治体病院協議会、全国社会保険協会連合会、船員保険病院、JCHO地域医療機能推進機構、全国民主医療機関連合会、医療生活協同組合、JA厚生連病院、県立病院、県保険医協会、県医師会、県自治体病院協議会、社会福祉協議会、市立病院、市医師会、特別養護老人ホーム、クリニック、歯科クリニック、訪問看護ステーション、デイサービス、訪問歯科診療グループ、総合健康保険組合、単一健康保険組合、健診センター、その他、医療法人・社会福祉法人、一般企業（人材事業、保育所、専門学校、情報システム事業など）

自律進化組織研究所
所在地　〒114-0012　東京都北区田端新町 3-14-4　6 F
電　話　090-9964-8087
メール　miyoshi@pcs-c.com
ホームページ　https://pcs-c.com/

超実践！ 自律進化組織をつくる 病院編

2024年3月9日 第1版第1刷発行

定価はカバーに表示してあります。

著 者 三 好 章 樹

発行者 平 盛 之

㈱産労総合研究所

発行所 出版部 経営書院

〒100-0014
東京都千代田区永田町1—11—1 三宅坂ビル
電話03(5860)9799
https://www.e-sanro.net

印刷・製本 中和印刷株式会社

ISBN978-4-86326-374-1 C2047